文魁脉学

赵绍琴 编著

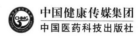

中国健康传媒集团
中国医药科技出版社

内 容 提 要

本书为赵绍琴先生整理其先父赵文魁先生的脉法遗稿。上篇文魁脉诊八纲，将 27 种脉分为表、里、寒、热、虚、实、气、血八类，例举临床常见的相兼脉象 186 种，分列 700 余条，阐明多个相兼脉象所主病机及其治法；下篇文魁脉案选要，选录文魁脉案若干，每案之后赵绍琴先生略加按语，以表案中精义所在。导论部分赵绍琴先生以个人学习及临床所得，讲述了中医脉学渊源和文魁脉法的特点。本书可供中医初学者及临床医家参考阅读。

图书在版编目（CIP）数据

文魁脉学 / 赵绍琴编著 . — 北京：中国医药科技出版社，2019.4
ISBN 978-7-5214-0997-0

Ⅰ . ①文… Ⅱ . ①赵… Ⅲ . ①脉学 Ⅳ . ① R241.1

中国版本图书馆 CIP 数据核字（2019）第 044308 号

美术编辑 陈君杞
版式设计 也 在

出版 **中国健康传媒集团** | 中国医药科技出版社
地址 北京市海淀区文慧园北路甲 22 号
邮编 100082
电话 发行：010 - 62227427 邮购：010 - 62236938
网址 www.cmstp.com
规格 880 × 1230mm $^1/_{32}$
印张 6 $^7/_8$
字数 138 千字
版次 2019 年 4 月第 1 版
印次 2024 年 2 月第 4 次印刷
印刷 大厂回族自治县彩虹印刷有限公司
经销 全国各地新华书店
书号 ISBN 978-7-5214-0997-0
定价 **28.00 元**

序

　　忆昔弱龄之年，清宫宗室，每请文魁翁诊疾处方。翁时为太医院御医，后任院使（院长），主管太医院，兼管御药房、御药库事务，并被授予头品顶戴花翎，其取重宫室，盖可见矣。

　　先生医术精湛，疗疾卓著，于奇难急重之疾，凭脉论病，辨证究理，处方用药辄有奇效。举国盛名，终始不衰。

　　绍琴兄每随其尊翁出入府邸，相识于早年。幼承庭训，克绍家声，后复蒙御医瞿文楼、韩一斋，以及汪逢春（北京四大名医之一）诸名家指点，采集众长，渐成独诣。今将文魁翁脉学手稿爰加整理，结合自身五十年临证经验，编成《文魁脉学》一书，行将问世。此诚为继承发扬祖国医学有益贡献。聊缀数语以兹祝贺。

爱新觉罗·溥杰

1983 年 9 月 3 日

自　序

先父赵文魁，字友琴（1873～1933），祖籍浙江绍兴。自幼从先祖父赵永宽学医（永宽公，清·光绪初年任清太医院医士、御医等职）。清·光绪十五年（1890）入太医院，先后任肄业生、恩粮、医士、吏目、御医等职，光绪末年升任太医院院使，兼管御药房，御药库事物，受赐头品顶戴花翎。

先父幼承庭训，少年时代即在祖父指导下颂读《内经》《难经》《伤寒》《金匮》等中医经典著作。先父以聪敏之资，复以勤奋之学，于经典之文，多通篇成颂。一生耽嗜读书，三更不辍，穷研医理，务求精通。尤为可贵的是，先父为人谦和，虚心好学，不耻下问，善于博采众长。

清宫太医院乃全国名医云集之所，先父在太医院先后从师二十余人，凡御医、院判（副院长）、院使（院长）前往八宫请脉（为八宫皇族看病诊脉谓之请脉），先父每自随同，并代录方登簿，十数年如一日，遂淹众家之长，尤擅内科、温病。每临大证，多能应手取效，是以驰名宫庭而获头品顶戴花翎之赐。

昔日皇宫森严，诊病焉得草率，况所诊者常为帝王后妃，察色尚且不易，请问奚敢为之！故多以脉诊论病定夺。先父身为御医，出入宫内，诊脉论疾，以脉取胜者多矣。故于脉学一道，致力最深，渐成独诣。尝谓：临证之要，务求其本，审证求因，察舌观色，重在脉象，病状万千，终当以脉定夺。审

1

脉之要，分为八纲，以定表、里、寒、热、虚、实、气、血之分；诊脉之法，分为四部，从浮、中、按、沉以定卫、气、营、血；各部兼脉，最宜详审，以辨邪正盛衰，标本缓急，而定先治后治，权衡法则。

绍琴幼承庭训，弱冠即承父业而悬壶京师，迄今五十年矣。临证悉遵先父脉法，每能切中病机而获良效。凡诊脉，以浮中、知其功能及表象，按、沉探其营血及本质。此历验而不爽者也。虽然，不敢公诸世者久矣，深恐说理不明，反见笑于同道，贻误后学也。今为振兴中医计，爰将先父脉法遗稿重加整理列为本书上篇，将二十七种脉分为表、里、寒、热、虚、实、气、血八类，例举临床常见的相兼脉象186种，分列715条，重在阐明多个相兼脉象所主病机及其治法，名之曰"文魁脉诊八纲"；选录先父脉案若干（其中照录先父诊治宣统皇帝脉案一则和端康皇贵妃脉案数则），每案之后由绍琴略加按语，以表案中精义所在，列为本书下篇，名之曰"文魁脉案选要"。此外，绍琴将个人学习及临床所得理为"文魁脉学概述"，作为本书的"导论"，以便于读者了解中医脉学渊源和家父脉法的特点。

书成而颇病其繁，然揆之病机之繁，则此书又不其为繁矣。惟其间有不同于世说者，非为炫奇，实非敢所得而私者也，孰是孰非，读是书者正之。

赵绍琴
乙丑季夏于北京

2

目录

文魁脉学概述

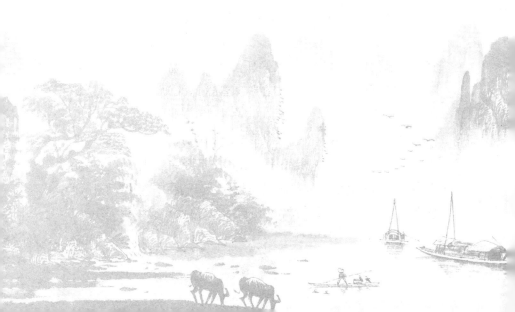

一、脉学的沿革

脉诊是中医的重要诊断方法之一，长期以来有效地应用于临床，在民间也广为流传，是群众所承认并享有很高信誉的诊断方法。中医学理论认为：临床辨证必须对望、闻、问、切所得到的资料进行全面分析，作为诊断的客观依据，再从这些客观依据中查清病因、病机，分别出虚、实、寒、热、表、里、气、血，归纳出三阴三阳，卫、气、营、血，甚至五脏六腑的具体病证，才能决定治法与方药。脉诊就是切诊的主要内容，也是中医学独具特色的一种诊断方法。

在我国比较早的医学著作《黄帝内经》中就记载着丰富的脉学资料，如《素问·三部九候论》说："故人有三部，部有三候，以决死生，以处百病，以调虚实，而除邪疾……上部天，两额之动脉；上部地，两颊之动脉；上部人，耳前之动脉。中部天，手太阴也；中部地，手阳明也；中部人，手少阴也。下部天，足厥阴也；下部地，足少阴也；下部人，足太阴也。故下部之天以候肝，地以候肾，人以候脾胃之气。中部天以候肺，地以候胸中之气，人以候心。上部天以候头角之气，地以候口齿之气，人以候耳目之气。"说明人全身有九处动脉，都可以诊断疾病。现在临床最常用的"寸口"，仅是其中之一（手太阴）。

单独取寸口诊脉，也是很早就沿用的方法，如《素问·平人气象论》曰："寸口脉中手长者，曰足胫痛。寸口脉中手促上击者，曰肩背痛。寸口脉沉而坚者，曰病在中。寸口脉浮而盛者，曰病在外。寸口脉沉而弱，曰寒热及疝瘕少腹痛……"

明确地指出了寸口脉象与主病。

《黄帝内经》成书于先秦时期，它所记载的脉学理论应该是战国以前的脉学理论的总结。这说明远在两千多年以前的战国时期，脉诊已经发展到了很高的水平。这一结论有据可查，战国时期的名医秦越人（即扁鹊）就以脉诊而闻名于天下。《史记》为扁鹊作传说："今天下言脉者，由扁鹊也。"可见扁鹊确实是一位精于脉诊的大医学家。据传《难经》即为扁鹊所著，此虽未必属实，然《难经》对脉理的探讨确实是很精深的。

西汉初年有名医淳于意，又名太仓公，精于脉诊，他的老师公乘阳庆传授给他"黄帝扁鹊之脉书"，他曾说："意（淳于意自称）治病人，必先切其脉，乃治之。"《史记·扁鹊仓公列传》记载了淳于意的诊籍（即病案）二十五例，多诊脉以决死生，以定可治，今举例如下：

"齐侍御史成自言病头痛，臣意诊其脉，告曰：'君之病恶，不可言也。'即出，独告成弟昌曰：'此病疽也，内发于肠胃之间，后五日当臃肿，后八日呕脓死。'成之病得之饮酒且内。成即如期死。所以知成之病者，臣意切其脉，得肝气。肝气浊而静，此内关之病也。脉法曰：脉长而弦，不得代四时者，其病主在于肝。和即经主病也，代则络脉有过。经主病和者，其病得之筋髓里。其代绝而脉贲者，病得之酒且内。所以知其后五日而臃肿，八日呕脓死者，切其脉时，少阳初代。代者经病，病去过人，人则去。络脉主病，当其时，少阳初关一分，故中热而脓未发也，及五分，则至少阳之界，及八日则呕脓死，故上二分而脓发，至界而臃肿，尽泄而死。热上则熏阳明，烂流络，流络动则脉结发，脉结发则烂解，故络交。热气已上行，至头而动，故头痛。"详细分析了病的发展，并从脉象上得以验证。

"齐王中子诸婴儿小子病，召臣意诊切其脉，告曰：'气鬲病。'……所以知小子之病者，诊其脉，心气也，浊躁而经也，此络阳病也。《脉法》曰：'脉来数疾去难而不一者，病主在心。'"

"齐郎中令循病……臣意诊之，曰：涌疝也，令人不得前后溲。……所以知循病者，切其脉时，右气口急，脉无五脏气，右口脉大而数。数者，中下热而涌，左为下，右为上，皆无五脏应，故曰涌疝。中热，故溺赤也。

"齐中尉潘满如病少腹痛，臣意诊其脉，曰：'遗积瘕也。'……所以知潘满如病者，臣意切其脉深小弱，其卒然合，合也，是脾气也。右脉口气至紧小，见瘕气也。"

"阳虚侯相赵章病，召臣意。众医皆以为寒中，臣意诊其脉曰：'迥汛。'（迥，音同窘，远也）……所以知赵章之病者，臣意切其脉，脉来滑，是内风气也。"

"齐北王侍者韩女病背痛、寒热，众医皆以为寒热也。臣意诊脉，曰：'内寒，月事不下也。'……所以知韩女之病者，诊其脉时，切之，肾脉也，啬而不属。啬而不属者，其来难、坚，故曰月不下。肝脉弦，出左口，故曰欲男子不可得也。"

从以上所举仓公诊籍中，可以看出仓公诊脉之精。考其二十五例诊籍中，以脉断病者共二十一例，在断为不治之证的八例死证中，诊脉以决者七例。再考其诊籍中所述病脉脉象有大、小、滑、涩、躁、急、难、坚、浊、弦、弱、深、浮、实、数、并阴、顺清、番阴、番阳等二十余种，还提出了肝气、心气、肺气、脾气、肾气等五脏分部脉象主病。在其诊籍中还引证古《脉法》原文七条。如"《脉法》曰：脉来数疾去难而不一者，病主在心"，"《脉法》曰：沉之而大坚，浮之而大紧者，病主在肾"。这些不但说明仓公脉诊的高超，还说明当时已有专门的脉学著作流传于世。正如《黄帝内经》所说："微妙在脉，不可不察。"脉诊自古以来就是医生的重要的诊断手段，而且是实践证明有效的诊断方法。

两千年过去了，独取寸口的诊脉方法至今仍然沿用着，长期以来，经过无数医家在实践中不断补充和发展，使得脉诊学理论得到很大发展，它不仅能区分八纲、六经，而且能分辨卫、气、营、血及三焦。实际上，脉诊的要求是很高的，微妙的脉形需要分辨清楚，务求详细，能将真实的病机、病位，脏腑经络的虚、实、寒、热、表、里、气、血弄清楚，这不是简单的一点经验。如果能利用现代的仪器表现出来，精确地分辨出各种不同的脉象以作为诊断的依据，对于分析病机，掌握八纲辨证，提高疗效和促进中医学现代化，无疑是具有重要意义的。

汉末著名医家张仲景精于医，后世尊称为医圣，所著《伤寒杂病论》十六卷，首列"辨脉法""平脉法"二篇，总论诊脉之大要法则，对各类病脉的形象、形成机制和主病论述甚精，如"辨脉法"之："脉瞥瞥如羹上肥者，阳气微也；脉萦萦如蜘蛛丝者，阳气衰也"；"脉来缓，时一止复来者，名曰结；脉来数，时一止复来者名曰促；阳盛则促，阴盛则结"。"脉浮而紧，名曰弦也，弦者状如弓弦，按之不移也，脉紧者如转索无常也"。仲景的诊脉法为后世脉学发展奠定了坚实的基础。其《伤寒杂病论》一书，由后人收集整理分作讨论伤寒的《伤寒论》和讨论杂病的《金匮要略》二书，此二书各篇均以"某某病脉证并治"为题，说明仲景论病皆以脉、证为据。《伤寒论》正文首条以"太阳之为病，脉浮，头项强痛而恶寒"作为太阳病提纲，把脉浮作为辨别太阳病的主要依据之一。《金匮要略》中很多篇里就是以脉象作为判断疾病性质和决定治法的主要根据。如《疟病脉证并治》说："疟脉自弦，弦数者多热，弦迟者多寒，弦小紧者下之差，弦迟者可温之，弦紧者可发汗针灸也，浮大者可吐之，弦数者风发也，以饮食消息止之。"《腹满寒疝宿食病脉证并治》指出："脉数而滑者，实也，此有宿食，下之愈，宜大承气汤。"这些都说明脉诊在张仲景的医学理论体系中占据重要地位。

汉代医家张仲景，虽以诊寸口脉为主，但并不是以单独取寸口为依据，在《伤寒论》序言中就记载着："按寸不及尺，握手不及足，人迎、趺阳、三部不参，动数发息，不满五十，短期未知决诊，九候曾无仿佛……"这是张仲景批评那些诊脉不精细的医生，也说明当时诊脉除寸口外还要兼诊人迎、趺阳之脉。他又说："省疾问病，务在口给，相对斯须，便处汤药。"这说明张仲景不满意当时的医生诊病不精，理论不深，只停留在"口给"上，便处方开药。他非常强调临证诊脉是必不可少的。

晋太医令王叔和所著的《脉经》，是我国现存最早的脉学专著。其序曰："脉理精微，其体难辨，弦紧浮芤，展转相类，在心易了，指下难明，谓沉为伏，则方治永乖，以缓为迟，则危殆立至，况有数候同见，异病同脉者乎？"说明微妙在脉，体察尤难，若指下有误，必致贻误病人。又由于当时流传的上古脉书多深奥难懂，且散佚不全，于是叔和广集前贤脉论，撰集岐伯以来，逮于华佗，经论要诀，合为十卷，百病根源，各以类例相从，声色证候，靡不该备，其王、阮、傅、吴、葛、吕、张，所传异同，咸悉载录。可见《脉经》一书实是集晋以前之脉学大成者，所载脉象有浮、芤、洪、滑、数、促、弦、紧、沉、伏、革、实、微、涩、细、软（即濡）、弱、虚、散、缓、迟、结、代、动共二十四种，其所叙形态真切，俾学者易于体认，为后世研究脉学奠定了基础。

明·李时珍的《濒湖脉学》是一部较好的脉学著作，它总结了明代以前的脉学理论，并结合临床实践有所发挥，因其能指导临床，所以称它是三百多年来论述切脉的专书。李时珍在原序中批判了《脉诀》的错误。文中说："宋有俗子，杜撰脉诀，鄙陋纰谬，医学习诵以为权舆，逮臻颂白，脉理竟昧，戴同父常刊其误。"又说："先考月池翁著《四诊发明》八卷，皆精诣奥室，浅学未能窥造，珍因撮粹撷华，僭撰此书。"李时珍结合自己多年的临床经验，并用诗歌体裁，分为"主病诗""相类诗"等，文字清秀，形象整齐押韵，便于朗诵和记忆，为初学者所喜爱。虽然《濒湖脉学》言简意赅，提纲挈领，朗朗上口，记忆容易，应用方便，给后辈学习脉学的人提供了方便，但其内容尚有不足之处。其所论二十七部脉里究竟如何分类？差别多少？如何运用于八纲辨证、脏腑辨证、六经辨证、卫气营血辨证及三焦辨证？如何区别主脉与兼脉？主兼脉之间，又当如何有机地联系？如何分出功能与实质的关系？何者为标？何者为本？标本取舍又当如何而定？均有待于进一步研究。

诊断疾病的重要依据，是脉、舌、色、证。先父常说："离开了脉、舌、色、证则不足以言诊断，"所以我们必须深入研究脉、舌、色、证的客观数据。这是中医学的精髓，离开了它，何以言依据？何以为辨证的客观数据？辨证不能全凭患者简单的自述症状，必须从客观的依据出发判断。症状、主诉减轻，客观数据仍在，并不能算作"好转"或"痊愈"。

几千年的实践证明，中医学是一门具有自己特点的科学，它很需要用现代科学的方法和手段探求其深奥的道理，揭示其内在本质，用科学的数据来代替人们的直观印象、经验和判断，才能促使其进一步地发展，使中医学更好地造福于人类。

二、独取寸口的意义

为什么独取寸口诊病呢？《素问·五脏别论》中说："气口何以独为五脏主？岐伯曰：胃者水谷之海，六腑之大源也，五味入口，藏于胃，以养五脏气，气口亦太阴也。是以五脏六腑之气味，皆出于胃，变见于气口。"《难经》对此作了注释。《难经·第一难》曰："十二经皆有动脉，独取寸口……何谓也？然寸口者，脉之大会，手太阴之动脉也。"以后很多医学文献都记载有"肺朝百脉""脉皆上会于太渊"的论述。中医学认为：肺主气，气帅血行，血随气运，所以气可以直接影响到脉。人体是一个统一的有机整体，其经络相通，气血相贯，脏腑之间相互影响，所以脏腑的病变，必将影响气血的运行，而肺朝百脉，手太阴之脉属肺而经过气口（寸口），所以人体的病变可以从气口的脉象中反映出来。

我们的祖先发现从"寸口"（桡骨动脉）检查疾病，既方便又反映循环变化，且灵敏度高，几千年来对于诊"寸口"之脉积累了大量文献资料和临床经验。脉诊是中医学的独特诊断方法，它是以客观脉象为依据，通过医家的感觉和经验加以总结判断，能清楚地从异常脉象中区别出所属脏腑的病变和性质，如虚实、寒热、表里、气血；三焦的病位及卫、气、营、血的阶段，以及各个阶段病变的部位、性质和错综复杂的关系。若能配合舌苔、面色、症状等确定辨证的科学数据，对揭示脉象的实质和变化均有重要的意义。

三、脉象分类及诊脉方法

"诊脉"，是一种科学的诊断疾病的方法，很多因素都能影响脉象的变化，如自然界的变化与脉象的改变有着密切关系。古代有春弦、夏洪、秋毛、冬石的论述。《素问·玉机真脏论》说："春脉如弦……夏脉如钩……秋脉如浮……冬脉如营，"形象地记载了正常脉象随季节变化的规律。

此外，精神因素也能使脉象很快发生改变；体质的阴阳、性格的急慢、饮食的嗜好、工作的种类、周围的环境等因素，也在影响着脉象。因此，我们在临床诊脉时，必须对这些因素加以了解，引起注意，才能做到正确地切脉。

古人对脉象的认识经历了一个很长的过程，在不同时期，人们对脉象的看法也因之而异。《黄帝内经》《难经》《脉经》等文献中采取了不同的分类方法。后世张璐提出脉的种类较多。明·张景岳提出的较少，只十六种脉。李时珍的《濒湖脉学》是对后人影响较大的脉学专著，受到后人的推崇，列出有二十七种脉象。

先父赵文魁对脉象的分类与前人有所不同，现将其分类方法和诊脉方法简介如下。

（一）从诊脉八纲来分析研究脉学并
指导临床应用

诊脉八纲是以表里、寒热、虚实、气血来诊断疾病部位、浅深和性质，它与辨证八纲不得混用，是属于中医基础理论范畴。在临床辨证中，不论是三焦辨证、六经辨证，还是卫气营血辨证、脏腑辨证，都可以用诊脉八纲辨证来加以分析和概括。虽然辨证是一个比较复杂的过程，但仍然可以用诊脉八纲进行综合分类，这种分类方法既清楚也便于记忆，能更好地应用于临床，进行疾病的诊断。

因病人体质各异，疾病千变万化，所以临床见证往往比较复杂。表证、里证、某一脏或某一腑，常常是兼一、兼二、兼三，或是合病，或是并病，或是虚实兼见，或是表里同病。有时因病程长，再加上失治、误治，会出现各种各样的问题。尽管出现的问题错综复杂，但千变万化的疾病都可以从脉象上反映出来。对于疾病中孰急、孰缓、孰标、孰本，必须细致地分析清楚，才能根据急则治标、缓则治本的原则，系统地分别论治，选择用药。为了把这一复杂的问题有层次地分析清楚，就必须找出其客观指标，那就要通过四诊，特别是以脉象作为依据。当然，整个诊断、治疗过程都是在中医基础理论指导下，在辨证论治的理论指导下，根据四诊指标进行八纲辨证，根据正邪比重多少选择用药。只有这样才能在治疗上得到比较满意的疗效。

先父提出的诊脉八纲及诊脉八纲所附属的脉象如下：

1. **表脉**——浮。
2. **里脉**——沉、牢。

3. **寒脉**——迟、缓、结、紧。

4. **热脉**——数、动、疾、促。

5. **虚脉**——虚、弱、微、散、革、短、代。

6. **实脉**——实、长、滑。

7. **气脉**——洪、濡。

8. **血脉**——细、弦、涩、芤。

（二）强调诊脉的体位与环境

先父说："医生为了切脉准确、精详、细致，必须注意切脉的时间、环境、病人体位，掌握切脉的方法。"《素问·脉要精微论》说："诊法常以平旦，阴气未动，阳气未散，饮食未进，经脉未盛，络脉调匀，气血未乱，故乃可诊有过之脉。"其具体时间，当选早晨起床之后为佳，因为这时无内外因素的干扰，心情平和，环境安静，其脉象最能反映病人内部脏器和气血的真实情况，更有利于临床诊断。

诊脉的环境，必须安静、温和，排除各方面噪音干扰，室内温度以 18~20℃为宜。接受诊脉的病人应端坐，手臂放平，高低与心脏位置持平。若病人体弱，或病情严重，不能坐正，在查病时应令病人仰卧，将患者手放平，尽量不要侧卧，防止部分血管被压挤，妨碍周身气血的正常进行，以致影响诊脉的准确性。

我们在临床实际工作中，诊脉常常不能满足上述条件，但我们仍然可以根据具体情况进行诊脉，并结合望、闻、问诊进行综合分析而得出正确的诊断。

先父说："诊脉完全依赖医生指端的感觉灵敏度，因之要掌握切脉技术，除有经验的老师指导外，还必须经常作切脉锻炼。"经过长时期临床实践，反复体会，细心研究，才能指下清楚，逐步做到心中有数，判断准确真实。对多种脉形要认真分辨并加以鉴别无误，不可模棱两可，模糊不清。临床诊脉先要定位，以病人掌后高骨而定关位，然后根据病人的身高、年龄、肥瘦及臂的长短，再行定出尺位和寸位。以关上近鱼际为寸，从关下近尺泽为尺，如人高、臂长则指下当疏（指可开散一些）。如人矮、臂短则指下当密（指可靠近一些）。这样就定出了寸、关、尺的位置。

前人对脉的学问论述很多，见解虽各有不同，但大致接近，如：以桡骨动脉的搏动和、软、调、匀为吉。以脉来有弹性而不硬，偏于柔软有精神为好，不然则差。一息四至，即一般以每分钟七十跳左右为正常。儿童脉搏较快。凡体质阴虚血少者脉搏略快一些；体质肥胖，或偏于阳不足者脉搏略慢。妇女妊娠期、月经期脉搏较快；劳动后脉搏较快。经常做体育锻炼的人，如运动员、拳师等脉搏较慢。

先父常讲："诊脉必须五十动以上，才能诊出有病之脉。"《灵枢·根结》里也记载："持其脉口，数其至也，五十动而不一代者，五脏皆受气。"张仲景在《伤寒论》序言中说："动数发息，不满五十，短期未知决诊，九候曾无仿佛。"都说明诊脉需要五十动的时间，细诊脉象，辨清主脉兼脉，才能发现问题，诊清病情，不可匆忙作出诊断，这是我们临床医生必须遵守的原则。

（三）诊脉必须测定浮、中、按、沉四部

一般诊脉皆以浮、中、沉三部来定病在表或半表半里或里。先父根据他的经验认为：诊脉定位应以浮、中、按、沉四部来分，这样能更好地定表、里，定功能与实质。浮以定表分，中以定偏里，按是属里，沉则为极里（深层）；也可以说浮脉主表、沉脉主里，中与按皆主半表半里。温病的卫、气、营、血四个阶段，可以用浮、中、按、沉来划分。总之，浮、中可测定功能方面的疾病，按、沉可测定实质性的本病。再如新病与久病，气病与血病，外感与内伤等，都可用浮、中、按、沉四部辨别清楚。今将浮、中、按、沉四部取脉方法及主病情况分述于后：

1. **浮部的取脉法**：医生用指轻轻地按在病人皮肤之上。浮部取脉一般表示病机在表分，如伤寒病初起病在太阳为表，温病则为病在卫分亦为表，或为在肺与皮毛。当然，浮只表示病在表位，要想全面了解病因病机，还要看兼脉的情况。如浮滑主风痰，浮数主风热等。若想进一步测虚实、寒热、表里、气血，或停痰、停饮、郁热、血瘀等，就必须检查其他兼脉，否则难以详细确诊病位与病机。

2. **中部的取脉法**：中部的取脉方法，是从浮部加小力，诊于皮肤之下。如浮部用三菽之力（菽，豆也），中部即是六菽之力。中部取脉一般表示病在气分，或病在肌肉，或在胃。如伤寒病是标志邪从表入里，主胃，主阳明；温病则明显属气分，在一般杂病中，即广泛称它为在肺胃之间。总之，凡脉来明显在"浮"与"中"部者，多主功能性疾病，属阳，属气分。若病脉需再加力入"按"（九菽之力）、入"沉"（十二菽之力）两部而得，说明邪已入营、入血。

3. **按部的取脉法**：医生切脉，从中部加重力量（九菽之力），按在肌肉部分为按部的取脉法。按部取脉一般反映在里之病，如伤寒病的太阴证，温病的营分证等，杂病反映肝、肌肉及筋膜之间的病变。凡病脉在按部出现，说明病已入里，主营分、主阴。

4. 沉部的取脉法： 从按部加重力量（十二菽之力）向下切脉，按至筋骨为沉部的取脉法。沉部取脉一般表示病已深入，主下焦、主肾、主命门。如伤寒病的少阴证、厥阴证，少阴证以沉细为代表脉，而厥阴证多以沉弦为代表脉。在温病则表示入血分。在杂病中说明病延日久，邪已深入，当细致审证治疗。

根据绍琴多年体会，尤其是近二十年来的实践，认为：看脉不可简单、机械，必须分清浮、中、按、沉四部。上面的浮、中两部反映功能方面的疾患，下面的按、沉两部才反映疾病实质的病变。正像舌苔与舌质的关系一样，虽然舌苔变化多端，但归根结底是反映功能方面的问题，舌质的变化虽较少，但万变不离其宗，都说明本质的情况。所谓功能方面的病变，是指病在表位、浅层、卫分、气分阶段，如气郁不舒、木土不和、肝郁气滞，停痰、停饮、水停心下，胃肠消化欠佳等所导致的疾病，用疏调、解郁等法即可治疗这些功能性病变。所谓本质性病变，是指本质阳虚、命门火衰或阴虚阳亢等，或病在营分、血分，以及陈痰久郁阻于经络、癥瘕积聚、肿瘤等一类疾病；另外，病久邪气深入于肝肾、下元久虚、慢性消耗性疾病，需要用滋补、培元等方法者，皆可以认为是本质性病变。

临床诊脉所见，浮、中与按、沉所得脉象往往有迥然不同者。一般来说，浮、中见其标象，按、沉得其本质，若诊脉能辨别浮、中与按、沉之异，则病之表里、寒热、虚实，纵其错综复杂亦必无遁矣。古之名医亦多重视沉取至骨以察其真，如朱丹溪《涩脉论》云："涩之见固多虚寒，亦有痼热为病者，医于指下见有不足之气象，便以为虚，或认为寒，孟浪与药，无非热补，轻病为重，重病为死者多矣，何者？人之所藉以为生者，血与气也，或因忧郁，或因厚味，或因过汗，或因补腻，气腾血沸，清化为浊，老痰宿饮，胶固杂糅，脉道阻塞，不能自行，亦见涩状。若重取至骨，来似有力，且带数，以意参之于证，验之形气，但有热证，当作痼热可也。""涩缘血少或伤精"，虚寒者固多，然若按之至骨反有力且数，以此而知其断非虚寒可比，此乃老痰瘀血，阻塞脉道使然，郁久化热，深伏于里，故曰痼热，言其深且久也。若不沉取至骨，何以辨此痼热之证哉？此前贤诊脉之精髓所在也。"

绍琴幼承庭训，及长，历随名师临诊，每叹诸师诊脉之精湛，迄今潜心研讨五十年余，悟得诊脉必分浮、中、按、沉四部，浮、中为标，按、沉主本，若二部之脉象不同，则必合参舌、色、证，以辨其真假、主次、缓急，以定其何者宜先治，何者当后疗，何时需兼顾，何时可独行。脉象一明，治则随之，有如成竹在胸，定可稳操胜券矣。

（四）诊脉须测定寸、关、尺及内侧与外侧

脉诊主要是通过切寸、关、尺三部来判断脏腑经络的疾病。一般认为：左寸、关、尺分别主心、肝、肾，右寸、关、尺分别主肺、脾、命门。自古以来，文献记载及近代著述对此虽有分歧，但均大同小异。

绍琴认为：寸部以候上焦之疾，以心肺为代表。关部以候中焦之疾，以脾胃为代表。尺部以候下焦之疾，以肾、命

门、大小肠、膀胱为代表。但诊脉断病仍需在脉形及脉象上下功夫，脉形是指脉搏本身的形状，脉象是说明脉来的相貌。如言人形体是肥胖，相貌是清秀一样，并结合部位以获得整个脉的概念。

根据古代文献记载，有内以候脏，外以候腑之论，先父也有此论述，自己对此也有体会。所谓内侧，是指脉搏近尺骨的部分，反之即为外侧，个人临床上所获得的内侧及外侧的脉形及脉象，确实有助于临床辨证。如内侧是弦细，为血虚肝郁，而外侧又见濡滑，则为痰湿中阻，内外合参则可断为血虚肝郁是本，且有痰湿中阻之标，二者互为影响，给确诊提供了详细的根据。所以说，脉诊具有严格的科学性，我们应当努力钻研并加以提高。

（五）切诊时如何运用举、按、寻的手法

举、按、寻是切诊时的手法，如欲将脉诊准，必须用举、按、寻的方法进行诊脉，很多著名医家都对此有所论述，我们在临床上也经常应用。诊脉时可先用三指平按，或三指垂直下按，或略斜、略侧，但以指下感觉灵敏度最强为好，以能检查清楚脉形为准。如时间较长而仍不能诊清脉形时，必须停 1~2 分钟之后再行切诊，否则指下感觉失灵，反映不准，可导致错误诊断。必要时，可休息片刻，再行切诊，反复多次，以诊清为度。

绍琴认为：切脉首先应将手轻轻放在病人的桡骨动脉的皮肤上，从无力逐渐加压，以三菽、六菽、九菽、十二菽定浮、中、按、沉四部位。先从浮位加压至中、至按、至沉，再从沉位轻举上提至按、至中、至浮。根据从上至下，再从下反

上，观察脉形变化，并注意各阶段的脉搏力量。

所说"举"，是在按之后，手指轻轻抬起时所触到的指下脉形。如浮脉之"按之不足""举之有余"等，在举与按的往返变化中，记录各阶段的脉形变化，以得出主脉与兼脉。

关于"寻"，是在举、按结束后，再从内侧或外侧寻求有无其他的脉形，把寻出的脉形与举、按所见脉形相互参合，得出结论。只有这样，才能得出真实的脉象，才能体会出主脉与兼脉，才能分清主、兼脉的关系，从而分析病机，按诊脉八纲进行归纳，分清标本，定其有余与不足，再根据舌、色、证的客观依据进行辨证、立法、处方与用药。

四、脉象、舌形（包括苔）与病机关系

同一疾病在患者身上的不同表现形式，具有相对的同一性。脉象、舌苔、望色等是八纲、六经、三焦及卫、气、营、血辨证的最有力的根据。先父说："人体脏腑、气血、经络的功能病变多反映为苔的变化。诊功能性疾病的脉，多在浮与中之部位。舌质的变化是反映疾病的本质。诊脉时也是按、沉部位反映实质的病变。但是还必须再结合客观的面色、症状，才能进行辨证论治。"

一般说来，临床所见病人的脉、舌、色、证是一致的，如脉浮紧，舌必白腻，甚则滑润，症状即出现寒热、头痛、体痛则为外感风寒；凡风热犯卫，则脉必浮数，虽有寒热，但热重而寒轻，舌红口干，咽红咳嗽，甚则溲赤便干。这就明显看出外感风寒与风热外袭证的根本不同。内伤疾患多是虚实夹杂，有时偏于气虚，有时偏于血虚，究竟是以血为主，还是以气为主，就需要根据脉、舌、色、证的整体情况来分析确定。凡血虚多阴伤，脉必细，阴伤则阳亢，亢则化火，火热上炎，脉必为细数。血少肝阴不足，肝阳偏亢，故易发怒，怒伤肝，脉必变弦。若脉细弦，当然是血虚肝郁，郁热化火。根据火热的轻重、正虚与邪实来决定滋水以制火或苦泄以折热。所以说辨证不是一句空话，是中医治疗疾病的关键，也是中医学理论的精髓。

在血虚的阶段是否气就不虚？或气虚的时候血就不少？这是临床必须考虑的问题，也是能否辨证准确、提高疗效的实质问题。病人在血少的基础上有时因病程日久，中阳消耗，气分也虚，脉象就从细弦的基础上明显转化为中取细弦而按之软弱或沉取力弱而微，再参考舌、证等，就可定出补血与益气的配伍应用。又如伤寒病的阳明证或温热病的气分证，均可见到以热为主的白虎汤证；可是运用白虎汤时，随着病情的发展，可见到因热耗气而出现白虎加人参汤证。这些辨证的关键在于从脉象上找根据。白虎汤证以热盛则脉洪，若气伤过度则脉必见来盛之洪但力已较弱，去衰之无力明显，甚则沉取濡弱无力，且伴有汗出、乏力、四肢不温，舌胖苔滑润而液多，面色淡白或灰黄，两目无神等。所以说，外感病、内伤病、虚病、实病、热病、寒病等，全要凭脉、舌、色、证来辨证，再确定治疗原则，这是毫无疑义的，是科学的。

脉象、舌诊反映病机，而病机的变化也必然从脉象、舌诊上表现出来。如太阳伤寒，脉必浮紧，舌必白腻滑润；阳明病，脉必洪大，证必口渴，舌红且干；病在少阳时，必出现胁痛、口苦、脉弦；若入三阴，脉必入里而现沉象。温邪伤人，病从口鼻而入，病在卫分，影响到肺的宣降和开合功能，病因是温，故脉数，舌红口渴；入气分，邪盛而正气不衰，正邪交争，热伤津液，故口渴脉洪数。若入营则营热阴伤，脉必下沉入里，在按位诊出，或按之细小数。入于血分则耗血动血，脉再下移而沉象出现。这是用浮、中、按、沉的方法来诊察卫、气、营、血的病变。这些不同的脉象会反映出不同的病机用以指导临床治疗。

先父说："温病新感之时，邪在肺卫，脉以浮为主，数次之。若为新感引动伏邪，即以数为主，浮次之。若伏邪从内发者，邪在里，则必见沉为主，数次之。伏邪若在营血就必见沉细数之脉。"温病的卫、气、营、血各阶段及伤寒的表里阶段，都可以凭脉来审病机，看舌象以定气血。这种根据虽然是非常客观的，但目前缺乏用现代科学方法测定出准确的数据作为诊断的依据，故还需进一步研究。

在错综复杂的慢性病中，祛邪与扶正，治标与治本，都可根据脉象的演变来确定。在施治过程中，或扶正兼寓祛邪，或祛邪酌寓扶正，这也是通过详审辨证来决定的。所以说，脉、舌是辨证的主要依据，必须深入研究达到精细准确。

脉象、舌苔、色泽、眼神及周身症状是一致的，而病机、病变、病情及病状也是不可分割的。脏腑功能与实质的协调，都是互相依存、互相矛盾、互相为用的结果。因人体处在升降出入的动态平衡之中，阳动阴静，阳生阴长，阳化气、阴成形，寒极似热，热极似寒，寒伤形而热伤气，气伤痛而形伤肿。有余者邪之所盛，脉来有力；不足者正气之衰，脉必虚弱。先父说："血虚脉必细弦，气虚脉必虚弱"，"血虚极，脉反上浮而成革；气虚极，脉必下沉而成散。"只有掌握和运用这些规律，才能在临床上做出正确诊断。

五、疑难重证的脉诊

一般说来，久病尤其是疑难重病患者，病因千头万绪，脉象错综复杂，故辨证较难。由于长期治疗而疗效不明显，或病重而用药难以定夺，医生、病人失去信心。在这种情况下，更要详审细查，甚至反复多次，深入检查患者的脉、舌、色、证，通过详审细查，才能确定诊断，提出比较正确的治疗方案。

如肝硬变腹水的病人，因久病而患者面色黧黑，形体消瘦，腹大如鼓，正气明显虚衰，加之患者心情抑郁，烦躁不能入睡，心阴受损，虚热上炎，或血少肝失涵养，故舌瘦而质红，甚则干咳带血，久病正虚，气分不足，故动则气喘，腹大难忍，求其胀减溲畅，然用药罔效。医生虽详审细参，用药如石投水。病者腹水日重而心情烦躁，愁虑病情，阴伤虚热告急，脉必弦细小数为主，明显阴伤化火。此时，当先泄其虚热，以求暂安。若脉细弦小数之外，还有虚弱阳衰之象，或舌形从瘦转胖，舌质从红转淡，甚则滑润液多，就应当考虑阳气不足方面。先父说："凡标热为主时，先治标热，若本虚为主时，首拟益气。"这都说明脉诊在辨证中的重要意义，决不可自恃己见，或盲目治疗。

又如治疗慢性肾炎，不知从谁开始，专一补肾，用药不外六味、八味、左归、右归……思想中就是补下元、温命门，究竟这种方法能否解决肾脏的炎症？一般总认为久病数年，阳气必虚，又有浮肿不退，故用益气补中，填补下元。故重用参芪桂附，再则二仙汤等。绍琴每诊此证，脉多细小弦数，或细数有力，舌瘦唇红，苔干质绛，口干心烦，急躁夜寐不安，大便干结。明明阴伤热郁，何以舍脉而从补下元、温命火？临床凡遇此等脉证者，每用甘寒育阴，少佐活血祛瘀通络等法，收效甚捷。这说明总以印象出发，就难以做到辨证论治。久病虽有阳虚一面，在临床用药时必须以脉、舌、色、证这些客观表现为依据，切不可凭想象从事。

再如患有肺结核的病人，经常咳血，本有低热，今复感新凉，寒热头痛，遍体酸楚，脉象沉细数而略浮紧，按之虚弱无力，病人身无汗而舌瘦质红苔白腻，此阴虚为本，外寒是标。本当辛温解表，然素体阴虚而肺热，热迫血分故咳血。若顾阴止血则表寒不解，若辛温发汗则热势必增，咳血大作矣。必须先用辛微温以解其外，然用药必须药味少而用量小，俟略得小汗表解即止。早备甘寒折热之药，继之服下则阴不复伤，虚热也不能增。

又如夏季暑热蕴郁，身热面赤，心烦口渴，脉洪大而阵阵汗出。又因热贪凉，过服冷饮，暑与寒凉互阻下迫，腹痛泄泻将作，暑热外迫，寒凉伤中，腹中绞痛，脉象必洪大而沉紧带弦，因腹痛而面色乍白。此时必须芳香以解其暑，温阳以缓腹痛，如藿香正气汤送服周氏回生丹二丸，且外用温熨方法，俟汗出暑解而寒邪亦化，一药而皆愈。此证之病机，乃暑热与寒凉两伤，而皆在脉象上反映出来。浮取洪大，示其暑热外迫，故身热面赤、汗出、心烦、口渴；按之沉紧带弦，则知其为寒凉伤中，故腹中阵阵绞痛，而欲作泄也。如此脉证相合，故能立法有据，药之即效矣。

上篇

文魁脉诊八纲

表　脉

　　表脉是指主病在表位或温病卫分。取表脉用手指轻取即得。根据具体脉象，讨论病机及治法如下。

浮　脉

〔定义与形象〕

　　浮脉，是当手指轻轻地按在寸口时，即觉出脉搏的跳动。辨认浮脉的关键是"按之不足，举之有余"。切脉时先浮取，即把手轻轻放在寸口皮肤上即得，然后加力中取，脉搏的力量明显减轻，再加力按取时则指下感觉模糊不清，然后将手指压力减小，由按取恢复到中取，脉搏力量略增，再由中取改为浮取，将手指轻轻按在寸口，则脉搏的力量就明显加增，好像是"水漂木"的样子，即把木块放在水里，浮在水面，随水漂流，可是只要你的手稍用力一按，则沉没于水中，若手指压力渐减，则水中之木就逐渐显露，木块的浮力有上顶之感，减其手指压力，木块就明显浮出水面，这就形象地描绘了浮脉的举之有余与按之不足。浮脉是表病的代表性脉象，但还必须根据兼脉的形象再定疾病的种类。

〔近似脉鉴别〕

　　濡脉：系柔软而轻的一种脉象，其绵软无力，浮取指下轻软，宽若带状，与细脉之线状相反。

洪脉：系指下感觉粗大，脉形宽大，来势充盛，去时却缓弱柔软的一种脉象。

芤脉：本脉濡软而中空，发于暴然失血之时。

〔文献选录〕

《伤寒论·辨太阳病脉证并治上》："太阳之为病，脉浮、头项强痛而恶寒。"

这是说明伤寒太阳病邪在表，故出现脉浮、头痛、项强、恶寒。有表证表脉，治疗应当解表。

《伤寒论·辨太阳病脉证并治中》："脉浮者病在表，可发汗，宜麻黄汤。"

这是说明伤寒未经发汗与泄下，邪在表，且表气尚实，故用麻黄汤解表，使汗出表解则愈。

《金匮要略·血痹虚劳病脉证并治》："男子面色薄者，主渴及亡血，卒喘悸，脉浮者，里虚也。"

这是说明在虚劳不足之病人，如见浮脉，是阴损及阳，为恶候。阴血实质虚损至极，阳气外越，故脉反呈浮象，面色白无华，肾虚气不归元，虚阳浮越于上，所以说浮脉又主里虚。《濒湖脉学》记载："浮散劳极"，就是这个意思。这说明只注意主脉还不能进行准确的辨证，还必须注意兼脉和证。

〔浮脉主病〕

浮脉主表，凡属外邪侵袭肌表，脉象一般总要出现或多或少的浮象，再挟有其他原因，则出现兼脉。因人体卫气有捍卫肌表的功能，邪犯肌表，正邪相争于肌表，所以脉搏的反应是浮象。浮而有力，说明表实，浮而无力是为表虚，必须印证临床见证。表实多有发热、恶寒、头痛等症。若属体虚的病人，血虚已极或气虚太甚，虽有浮象，但脉多无力，必须仔细查清。

〔浮脉兼脉〕

1. 浮兼迟

（1）浮迟是按之不足，举之有余，其至数只三至者。这多为表气受寒邪所侵袭，若没有其他的脉象，多是表气为寒凉而伤所导致的疾病。可以用辛温疏表的药物进行温寒疏散以解表邪。

（2）浮迟沉取弦滑者。在浮迟的基础上，再加上一个兼脉，那就不一定是表寒证了。如浮迟而中取或沉取有弦滑之象，这就不能说是单纯表寒，很可能热郁于内，表气不疏，肺气受阻，气机不调，三焦不利。治疗可考虑先治内部郁热，俟郁热解，肺气开，三焦利，脉象即可由浮迟而恢复为正常脉象。

（3）浮迟而沉取虚弱无力者。若舌胖滑润液多，这说明中气多虚，阳本不足，又有表寒外侵，面色白略浮，当以甘温补益中气兼温散寒邪为主，并佐以辛温疏解方法。

（4）浮迟而按之结滞，沉取弦滑有力者。此属痰滞气机，郁热闭遏于内，或为痰热交阻于经络，绝非表寒，实为里热，切不可用温中解表，也不可用甘温益气。结合舌、色、证等，当从解郁、化痰、破结、导滞、通络，兼折其热入手，待郁解痰化则脉搏正常。

2. 浮兼洪

《金匮要略·水气病脉证并治》："脉浮而洪，浮则为风，洪则主气，风气相搏，风强则为隐疹，身体作痒，痒为泄风，久为痂癞；气强则为水，难以俯仰，风气相击，身体洪肿，汗出乃愈。"

李时珍在《濒湖脉学》中说："浮洪虚热。"

（1）浮兼洪是按之不足，举之有余，并来盛去衰者。这是假热真虚象征。暑热伤气，气短汗多，津气两衰，势将虚脱，若两目无神，汗出且凉，急以参附汤抢救，特当注意。

（2）浮兼洪按之较有力者。这是内热尚重，由热迫汗，正气初衰，既有实火内热，而又有不足的另一面。若两目有神，口干渴饮，仍当先清气热，酌用甘寒益气方法。

（3）浮洪而按之无力，汗出面垢，两目无神，气促且短者。此暑伤元气，气津大伤，心慌头晕，汗出如油，气促喘满，势将虚脱，急当益气固脱，以防不测。

3. 浮兼数

李时珍在《濒湖脉学》中说："浮数风热。"

（1）浮数表现为在表的部位有热，早期多在卫分，晚期就要入于营血。若是风热入营血，皮肤多红、痒，或有隐疹，或生荨麻疹、斑丘疹等。治之当从清风热入手。

（2）浮数按之濡软，沉取力弱者。此为风热在表，内有不足，或风热在表，湿蕴于内，二者鉴别，当验之于舌，气虚者舌必胖、嫩、滑润而质淡；内蕴湿邪者，则舌白滑腻，中脘堵满。治疗时，风热在表，当疏散风热；湿阻中焦时，宜化湿和胃。若确为中阳不足，下肢浮肿，必宜益气补中为本，兼有风湿时，可酌情佐用清化风湿之法。

（3）若在浮数的基础上，中取或沉取兼有弦滑小细数者。弦则为郁，细为血虚，滑脉主痰，小乃阴伤，数为阴虚内热。

此为风热在表，血虚阴伤，阴虚肝热，且有痰热郁结，必须先清肝热而化痰浊，和阴分，以养血为本。风热在表时，酌加散风热之品，务求肝热减，阴分和，则风热之邪易去也。

（4）浮数之脉是属风热在表，若中取或沉取弦实且有力，舌苔老黄垢厚者。此确是里热，积滞食火互阻不化，当以泄化积滞为主，佐用清风热方法。

4. 浮兼紧

《濒湖脉学》记载："浮紧风寒。"

《伤寒论·辨太阳病脉证并治中》："太阳中风，脉浮紧，发热恶寒，身疼痛，不汗出而烦躁者，大青龙汤主之。"

这说明浮紧脉是表气受风寒外束的脉象，如有内热挟杂，就必有烦躁等热证兼见，脉必按之有力。治疗就要既解风寒，又兼散热。

（1）浮取紧象，按之或中取或沉取则滑而有力，舌质红、口干，甚则烦躁者。这时还要看是以热郁为主，还是以表闭为主。若属因表闭而热郁者，先用辛温解表以开表闭。俟表解热郁减轻，再行清里热，或用河间两解方法。若是热郁为主可先治热郁。一定得诊断清楚，表闭与热郁孰多孰少，以何者为主，不可诊错，否则疗效不好。除看准脉象外，必须参考舌、色、证，力求辨证准确。

（2）浮紧之脉，按之两关弦滑有力者。此为表闭而内有痰滞，若舌苔黄厚，舌质偏红，则病以内有食滞蕴热为主，在热郁食滞的基础上又感风寒，必须解风寒、清滞热，两法同用。

（3）浮紧而按之虚弱者。此中阳不足为本，表受风寒是标，虽身疼痛、恶寒，但面色苍白、四肢逆冷、舌白淡润，治疗必须益气补中，温阳祛寒，先治其本。俟气益寒散，再用辛温以解除表邪，不可以单一解表，也不可专事益气也。

（4）浮紧而两尺沉弱无力者。此属素体下元不足，或久泄脾肾阳虚，下元虚冷，又感新凉外束，必须先以甘辛温，既外解风寒又温经助阳，或佐用益气温补命门之法。方如麻黄附子细辛汤之类。

5. 浮兼缓

《濒湖脉学》记载："浮缓风虚。"

这说明正气不足，表气受邪，是风虚证。

（1）浮缓而濡软按之无力者。此属表气不足，正气又虚。若有风邪中人，必有微恶风等症，当以桂枝汤辛温解肌方法以调和营卫。如中阳不足，气分又虚，舌必胖而气短，可用益气补中方法。

（2）浮缓而濡，且沉取有弱结之象者。这种脉是按之不足，举之有余并缓和濡软，近似常脉，此确为偏不足之脉，然真虚真实仍需看兼脉兼症。今脉形按之弱有结止，这是属于正气不足，心阳衰微之象，必兼见舌胖嫩、滑腻而液多，就要从扶正入手。

（3）浮缓而沉取弦细略有力者。此乃在表气不足、风邪外受的基础上，又有血虚阴伤，从"略有力"来看，说明阴不足而阳偏有余，甚则或有热象，如舌瘦舌红且干，在症状上明显口渴，则应从偏热方面考虑治疗。

（4）浮缓而沉取弦细滑有力，两关明显者。这种脉象当属风邪留恋，表气又虚，血虚阴伤，已渐化热，如舌苔黄略厚，为又有食滞不去，此时当用消导方法。

6. 浮兼虚

《濒湖脉学》记载："浮虚主伤暑"。

浮虚是表气不足，阳气又虚，伤暑是符合这种脉象的。凡气分大虚，表阳不足时也能出现此脉。

（1）浮虚而带弦细者。这种脉与革脉接近，也可以说是革脉的早期。因为浮虚在阳位，浮取即见，说明病在气分。弦乃肝经之脉，主郁，又主血虚，本来血分病其脉当在沉位出现，如弦脉出现在阳位（浮），就说明血虚已极。当在阴位（沉取所得），今反现于阳位（浮取所得），主病势加重，此为血虚已极，气分又衰。当结合舌、证详细辨认为妥。决不可单纯地认为是气虚证。

（2）浮虚而沉取弦细者。此以气分不足为本，血虚肝郁是标，若沉取弦细而有力，可为肝郁又已化热，当先考虑泄其热，后议养血，再行益气。决不可单用或过用苦寒、泄化、攻瘀而忘记浮虚脉是阳不足。

（3）浮虚而沉取弦细滑略数者。此为表阳不足，血虚阴伤，寒热化火，或血失涵养，肝经郁热。根据有力与无力，再考虑以养血育阴为主，还是以和阴泄热为主。一定要参考舌、色、证等其他情况。

（4）浮虚而按之中空似芤形者。此乃暴然失血之后气分大衰，面色苍白，或可能暴脱在即，当以大剂益气止血之剂为主。如参附汤、独参汤等。

7. 浮兼芤

《濒湖脉学》认为："浮芤主失血。"

浮芤之象是芤脉见于浮位。芤脉主暴失血，因血液暴然从血管外出，血管突然空虚所致。芤脉一般多见于中取，若气虚极时，则芤形且濡软而逐渐转为浮位。这说明失血早期为热迫而后期即为气分渐虚。

（1）浮芤而按之滑数者。芤脉多见于中取，若气虚重时成为浮芤，若血热挟有痰火，脉象在沉取时即见滑数，此时可能热多，或以火热为主，与出血偏多时在浮位即见到芤脉者不同。治疗时当以清血热、泄痰火为主，俟虚象露再逐渐转为补正。

（2）浮芤而按之虚软无力者。此多是大失血后气分过虚。若舌淡苔白滑润者可用益气固本为主，防其脱变，方如参附汤，独参汤，或人参汤送三七粉。也可用鲜田三七三两打汁，人参汤送下，若舌红口干心烦时，改用西洋参汤（或粉）送三七粉。

（3）浮芤而按之洪滑数沉取有力者。此热迫血液妄行，初期暴吐血，正气未衰，热郁于内，舌红口干，溲黄便结，当以先清血热为主，俟热清血止再议补正。可用鲜茅根二两、鲜石斛二两、鲜梨一两、鲜藕二两、鲜荸荠一两、鲜生地二两、鲜沙参一两、鲜麦门冬六钱共洗净打汁，兑入西洋参粉一钱至三钱，徐徐饮之。或加用三七粉三厘、醋大黄粉三厘研细末，分三次冲服或送下。

（4）浮芤而按之细小滑数者。此系热郁化火，阴分早伤，舌瘦干红，津液不足，尖部红刺甚多，此属火热妄行，迫血外溢，急当用降逆凉营止血方法。如：苏子三钱、生地黄一两半、丹皮三钱、白芍四钱半、沙参四钱半、犀角粉三厘（或用广角粉六厘、醋大黄粉三厘），分两次冲服。

8. 浮兼细

《伤寒论·辨太阳病脉证并治》云："太阳病十日已去，脉浮细而嗜卧者，外已解也。设胸胁痛者，与小柴胡汤；脉但浮者与麻黄汤。"

李时珍说："浮而柔细方为濡（软）"，在此处所说的柔细，比较难解。柔与软濡近似，均属气虚、湿郁、阳气不足，或因湿阻气机，阳气不畅。夫细为阴伤血少之脉，既为细则决不可濡，细为线状，濡属片形，不可不知。李时珍所说之细乃形容无力之意，非细如线之脉也。

浮是指部位，轻手即得，病在表分；细为阴伤血少，是血虚阴分不足之象。浮细的解释是在表位，而血虚阴分又伤也。所谓之柔细是阴伤而力量不足，不是柔细并见，而是以柔细来形容力量不足也。

（1）浮细而按之虚软无力者。这是说明素体气血俱虚，又有表邪不解，阴分大伤，可用疏表而不伤阴的方法。若舌胖腻而中气大虚时，必喘满汗出，心慌悸动，治疗当以益气补中方法。

（2）浮细而带有弦象，脉形似革者。此血虚已极，阴伤而肝失涵养。血分证本应在沉位取脉，今细弦之象出在浮位，确为血虚阴伤已极，故脉象从沉位而变为浮位。治疗必须仍以养血育阴为主。若阳虚较重时，可用甘温益气之品。辨证根据以舌、色、证为主，若舌形偏胖，舌质偏淡，舌体偏嫩，有津液，甚则滑润，则说明病已偏于阳不足。

（3）浮细而按之濡软无力者，说明阴伤已极，阳气也衰。细脉当见沉位，今反见浮位，是阴伤已极；濡软当见浮位，今反见沉位，为阳气也衰，仍当参考舌、色、证等，再行细辨。

9. 浮兼涩

李时珍说："涩缘血少或伤精，反胃亡阳汗雨淋，寒湿入营为血痹，女人非孕即无经。"

浮涩之脉，出现在浮位，也就是阳位。此为血少寒凝，络脉失养的脉象，这种脉象的出现，说明血虚气分滞涩，是阳气不得通畅的结果。

（1）浮涩而按之弦细无力者。血虚络脉失养，经络不通，涩脉本当见于沉位，今沉取弦细是血虚失养之脉，若血虚逐渐伤阳致阳气不足，即为气虚为主，脉象即浮涩而沉取弦细无力，当益气养血并进。

（2）浮涩而按之细小弦数者。涩为血少精伤之脉，本当见于中取或沉取，今反见浮涩，是血虚已重，气分也衰。按之细小弦数，是血虚阴伤，虚热较重，当以养血育阴为主，兼泄虚热。

（3）浮涩而按之虚濡且弱者。阳虚气弱，血少络脉失养，故见浮涩之脉，今按之虚濡且弱，是为气虚阳也不足，当以益气补阳为务，若舌胖润滑腻嫩，可用芪、附、参、术，以益气升阳。

（4）浮涩而按之迟缓力弱者。浮涩是血虚精少，阳虚气衰。按之迟缓力弱，尺部尤甚，这说明本质虚寒命火不足。治疗必用参、附、芪、桂，甚则加用鹿茸、鹿角、乌头之类。

10. 浮兼滑

李时珍认为："浮滑风痰。"

浮滑的脉象，一般认为是风痰之类疾患所致。浮脉主表，滑则主痰，在表之邪未解，则痰阻不化，治之当用祛风化痰方法。

（1）浮滑而濡缓按之力弱者。在浮位见滑象，确属风痰；中取濡软而缓慢，又近湿郁之征，舌苔必白滑腻。脉沉取力弱，说明阳气不足，若舌胖嫩，确是气虚阳衰，可用益气助阳之品。

（2）浮滑按之弦实有力者。风痰之脉，必见浮滑，若按之弦实有力，说明痰热挟滞内阻，舌苔必厚黄且干，大便秘结，治宜清风痰化积滞，兼泄痰火。

（3）浮滑而沉取弦滑数有力者。浮滑为风痰之象，沉取弦滑数有力，说明内有痰火郁热。上条是实为主，本条乃热为主。上条在治疗时，当以泄化通腑，本条以泄痰火为主。上条舌必黄厚，本条舌绛红且干，临证以此分辨之。

（4）浮滑而按之虚弱，尺部尤甚者。这种脉说明阳虚气弱，下元不足，外有风痰。治疗时，当以本虚为主，参考舌、色、证进行辨证治疗。用药以温命火、益中气、填补下元为主，稍佐祛风痰之品。

11. 浮兼弱

浮脉主表，弱乃软之沉者，寸弱阳虚，尺弱阴虚，关弱胃虚。浮与弱脉并见，说明阳虚气弱并有表邪，故张仲景主张用桂枝汤之辛温解肌方法。

（1）浮弱而重手按之似无者。浮位而见弱脉，说明阳气微弱，肺气早虚，且有表邪；然重手按之似无，乃气虚已极，中阳又弱，可用甘温解肌益气为治。

（2）浮弱而中取迟缓者。此中阳不足，气分早虚，阳虚则寒，表气又衰。当以益气为主，俟中气复，表气足，再行温阳益气，补其不足。

（3）浮弱而沉取弦细小数者。此表气不足，肺气又虚，风邪未解；然素体血虚阴伤，甚则内有郁热，观舌象如舌瘦质红且干时，当以先顾其阴，再折其热，少佐益气。

（4）浮弱而两关小滑者。此为肺气不足，风邪留恋，表证尚在，然胃中停滞，运化欠佳。若舌白腻厚而胖嫩者，当以辛温解肌，甘温益气，少佐消导，以桂枝汤加枳术丸化裁。

12. 浮兼散

李时珍认为："浮散劳极。"

浮是指脉在浮位，散是称脉象搏动极不整齐，虚大无伦（是指心脏搏动没有规律，多为循环即将衰亡的前期）。所说的劳极，是指虚劳损伤等一类疾病，或极度衰微的阶段。这种脉平时是见不到的，久虚病人，如见到此脉，当即刻抢救以免虚脱衰亡也。可用独参汤、参附汤、生脉饮之类。

（1）浮兼散，按之虚大无伦，沉取若无者。此是气虚已极，阳气衰竭，急以益气抢救。

（2）浮兼散，按之细弦，沉取弦细如丝者。此是阴虚已极，阳气将亡也。亦当急予抢救。

13. 浮兼大

浮在阳位，大乃病进，说明阴精虚损，阳气不秘，浮越于外，故脉来浮大而按之无力，两足酸软，步履难艰，是虚劳已极，比较难治。

里　脉

里脉代表里证，不论偏热偏寒，偏有余及不足等，只要是里证，必然能出现以下脉象。

沉　脉

〔定义与形象〕

诊沉脉必须加重手指的力量，中取以下才能发现，所以说，推筋着骨乃得。古人称："如绵裹砂，内刚外柔。"沉脉如滑濡调匀，是冬季的正常脉。沉脉多主里病，一定要根据其他兼脉来确定疾病的情况。

〔近似脉鉴别〕

牢脉：牢脉比沉脉还沉，似沉似伏，实大而长，微弦。

〔文献选录〕

《伤寒论·辨太阳病脉证并治中》："病发热头痛，脉反沉，若不瘥，身体疼痛，当救其里，宜四逆汤。"

《伤寒论·辨少阴病脉证并治》："少阴病，始得之，反发热，脉沉者，麻黄附子细辛汤主之。"

〔沉脉主病〕

沉脉是主里病，主一般的里证，凡属有力者为里实，无力者为里虚。沉脉又主气脉，也是水邪蕴蓄之脉。如沉脉再加上迟脉，多主痼冷之类的疾病。沉数多为内热。沉与滑结合，要考虑痰食一类疾病。沉涩结合多为气郁。

〔沉脉兼脉〕

1. 沉兼迟

（1）沉迟兼小弱而微，尺部尤甚者。沉迟属痼冷虚寒，可是在兼脉里，它提示我们：小弱而微，是下元命火衰微的脉象，治疗当以温命火、益中气，治在下元。

（2）沉兼迟，按之濡软者。沉迟是里寒痼冷，今按之濡软，脉形偏大，力弱中虚无力，乃一派阳气不足、中阳大虚之象，舌必胖嫩，苔多滑润，甚则肾虚而二便不利，必须补益中气，兼治命火，如八味地黄丸加补中益气汤方法。

（3）沉迟而小滑有神者。从表面上看来，沉迟是主里寒，细诊兼有小滑有神，再结合舌、色、证，当考虑为热邪内郁，闭伏不出，当治以宣郁、开泄、疏调等方法。往往只看到沉迟而盲目称之为虚寒，没有注意小滑，也没有查清舌形、舌质及苔的变化，当然会错误施治。

（4）沉迟而按之略有急意者。脉象貌似里寒而实属实象，此乃郁热不解，或痰浊互阻气机。其舌瘦而干，甚则质红，症状为心烦急躁，梦多溲红，大便略干，五心灼热。此属热郁于内，痰火郁热，阻碍气机，故脉形沉迟，虽是迟脉，因按之略急，绝非虚寒，而是热郁。治之当开郁化痰，如《伤寒论》承气汤证，脉之沉迟，其理一也。

（5）《金匮·胸痹心痛短气病脉证并治条》云："胸痹之为病，喘息咳唾，胸背痛、短气，寸口脉沉而迟，关上小紧数，栝楼薤白白酒汤主之。"本条内谓"沉迟"脉,而关上"小紧数"似属难解,其实,迟脉与数脉不可能同时并存,当解为关上小滑,按之略有急意。这是说胸痹病人由于胸中闷满,肺气不开,热郁于内,故咳喘,胸背痛、短气,故寸口见沉迟,热郁胸中,所以关上有滑似急意,非真是数脉也。

2. 沉兼数

沉脉主里,数乃热象,沉数并见必是里热等疾患所致,必须再根据其他兼脉而确定病的情况。

(1)沉数脉按之弦小细有力者。弦为郁象,细小者阴分不足,舌必红绛,口干渴饮,心烦急躁。这说明阴虚化热,但也不是纯实证,先以折热为主,需用甘寒育阴,佐用少量泄热之品。

(2)沉兼数细弦而力弱者。这种里热是在血虚的基础上形成的。血虚而热自生,阴虚阳必亢。这种火不是实火,乃虚火热,可用甘寒育阴方法,以和阴则热自退,切不可纯用苦泄之品,防伤正气。

(3)沉数而按之濡软略滑者。在里热的病机中,又有湿阻络脉及正气衰弱等情况存在,必须察色观舌,细审证情,若属湿阻以化湿为主,如属正气衰,可考虑助正益气。

(4)沉兼数,中取濡滑而按之沉数者,多是中阳不足。若舌滑腻润,表现湿重,气机不畅时,当以治湿为主;若舌胖嫩而气虚明显时,就应当照顾气分之虚。

3. 沉兼滑

《金匮要略·水气病脉证并治》:"寸口脉沉滑者,中有水气,面目肿大有热,名曰风水。"

李时珍说:"沉滑痰食。"

沉脉主里，滑则为痰，是有余之脉，为阴中之阳，意思是属于阴类的有形之物。如痰饮、水邪留恋、孕妇孕育的胎儿等。因有胎儿，故曰阴中之阳。

（1）沉兼滑，按之弦数有力者。沉主里病，滑为痰湿，按之弦乃郁象；数脉为热，有力属邪气有余，这说明在内部有痰湿蕴郁，久则邪实化热。若舌苔厚腻者，当用清化痰湿，开解郁热等方法。

（2）沉兼滑，两关滑实有力者。沉主里病，滑乃有余之邪，两关者病在中焦，所以主胃肠积滞，为里实有余之证。主用攻消积滞方法，舌当黄厚。若舌苔水滑而润者，当从饮邪考虑。

（3）沉滑迟缓，按之微弱无力者。沉脉主里，滑则主痰，迟缓者正气不足，阳气衰微之象；按之微弱无力，明显说明正气大虚，元阳不足，气分虚弱，且有寒湿一类虚寒证，可能久病体弱，正气过虚，治之当从补正入手。

（4）沉滑濡软调匀者。从脉象来看是正气偏差，阴邪湿阻，或为痰浊不化；若在妇女停经之后，应当考虑妊娠。总之，这种脉是湿邪中阻，痰浊内蕴之象，当按治痰饮法治之。

4. 沉兼涩

李时珍说："沉涩气郁。"

沉则主里，涩主气滞，又主血少精伤。沉涩合见，多主气分郁滞，或恼怒之后，气分郁闭，又主伤血日久，或阴分不足等证。

（1）沉涩脉暴然而成者，多由恼怒之后，甚则面青肢厥，舌红口干，心烦唇焦，属气郁暴厥，必须用疏泄肝郁法以调气机。如四逆散之类。

（2）沉涩脉，按之细小弦数者。涩为血少或为气郁，都是血行不畅之过；细为血虚，小乃阴伤，弦脉主郁，数为热象，乃阴伤虚热化火。这是血虚阴分不足，虚热灼及阴分。治之宜和阴解郁以清虚热。

（3）沉涩脉，按之虚弱，两尺若无者。虚弱乃中气不足，两尺无力是下元久亏，本病乃下元虚，中气衰，气血难以运行，故脉见沉涩，按之虚弱，下元当填，中气宜补，气血令其运行，则脉形渐复也。

（4）沉涩脉，按之迟缓且短者。迟为不足，缓为中虚，短属不及，全是中气不足，正气衰微，虚寒之象。应用益气补中方法，佐以温寒治之。

5. 沉兼弱

李时珍说："沉弱寒热。"这是说明沉弱脉主虚损一类的疾病，因体质薄弱，营卫经常失调，所以有寒热往来的症状。

（1）沉弱而按之若有若无者。沉弱说明里虚，多为久病气血虚衰，按之若无，确属内虚，可用补法。

（2）沉弱中取濡滑，按之沉弱者。此乃湿邪阻碍气机，或中阳不足。确属中虚者，舌必胖嫩滑润，用益气通阳方法。若濡滑略数而舌红口干，病似暑湿蕴热，当从暑湿入手调治。

（3）沉弱按之略有弦细者。沉则主里，弱为阳虚，弦细属血虚阴伤，若观其舌白胖腻，则当从阳虚调治；若舌瘦且红时，就要按阴虚有热医治。

（4）沉弱按之弦细数者。从弦细数看为阴伤阳亢，除必须甘寒益阴之外，还应佐用泄热方法。所以沉弱不外素体阳虚，或湿阻气郁，但体胖气虚体质，也能常见沉弱脉形。

6. 沉兼缓

李时珍说："沉缓为寒湿。"

沉脉主里，缓为偏寒或湿阻，又主正气衰。若濡软缓弱是为偏虚偏寒；若缓滑有神乃正气偏足，为正常之脉。

（1）沉缓力弱，按之似迟者。沉缓为里不足，虚久多生寒，寒则脉行必慢，今脉沉迟缓俱在，正虚阳衰，为寒邪无疑，若舌多白润体胖，用温药和之即愈。

（2）沉缓滑匀，按之有神者。沉缓主里虚不足，或为湿邪阻遏，阳气不得通行。从按之有神，知正气尚足，故脉跳动滑匀而有神，这是正气充旺的现象，不可将本脉列属病脉。

（3）沉缓小滑，按之略弦者。沉则主里，缓主正衰，又属湿邪阻遏之象；从见略弦看，因弦乃郁象，又主血虚。此断为血虚肝郁，正气不充，阳气素虚，治之当先调肝郁，不可专事温养。

（4）沉缓小滑，按之弦带急意者。阳气不充，湿邪阻中，似属寒湿之病。按之弦急，弦则为郁，急是脉来似有急躁之意，非是数脉也。所说急意者，乃描写脉在有神的基础上，又有急躁不稳的现象，非脉五至、六至，这种脉可写为"急意"，并非数象也。按"急意"是躁动不安之象，非快也。治之当以散寒湿，养血育阴，酌以折热。

7. 沉兼紧

李时珍认为："沉紧冷痛。"

沉兼紧的脉象是表现人体内部有寒邪之疾；以沉则主里，紧为寒象，症状多为腹痛泄痢疝痛等内寒之病。舌多白滑润腻，治之当从温寒暖痛入手。

（1）沉紧而按之无力者。此乃寒邪中阻，中气不足，故腹痛阵阵，气坠疝痛，舌必白腻且滑，一般用温寒拈痛，芳香疏解之法，若寒邪较重，舌必白滑胖嫩，当温之以缓其痛。

（2）沉紧而两关独滑者。两关独滑是有形积滞阻于中焦，沉紧乃寒湿内闭，寒湿重则面必白，舌多胖滑润腻，治疗必以芳香升和，温寒拈痛，少佐消导。若化热则舌糙垢而苔黄厚，此绝不可用温寒方法，当以清化治之。

（3）沉紧而两关弦滑有力者。沉紧为里寒不解，两关弦滑乃肝脾不和，木土失调，故脘腹不舒，舌多白腻而质红，口干心烦，不可用温寒方法，必须泄肝热兼以扶脾，开郁结以缓疼痛。

（4）沉兼紧，中取濡软无力，按之沉紧，两尺尤甚者。此为中阳素虚，下元不足，里寒久痛，因为中虚已久，寒湿内郁，命火衰微，故宜温寒助火以缓寒痛。

8. 沉兼牢

李时珍说："沉牢冷积。"

沉牢是主里实的疾病。沉则为里，牢主冷痛。久虚之人，内蕴寒实，邪气实而正又虚，既虚且寒。这是指内部寒冷甚重，一般是比较少见的。治之当从温化寒积入手。

（1）沉牢而弦实有力者。此是寒湿积滞，聚积病深，故舌白质淡无华且胖，或糙白质紫有瘀斑，面色淡白或黑浊或有瘀滞花斑，一定要结合症状，运用温化寒湿，兼以祛瘀等方法。

（2）沉牢而按之滑软力弱者。这种脉既称为牢，就必然沉取弦大实长，今又见滑软力弱，是与实大相鉴别，前者以寒实久积为主，而后者属正虚气弱，当考虑补正。

（3）沉牢而细弱者。这种脉多见于脂肪丰盛者。肥胖之体，中气不足，脉象在沉牢的基础上有细弱的形象，这明显是里虚阳气不足，治疗当以益气温中为法，切不可认为脉沉牢就以攻、泄、消、导等法。必须考虑其还具有不足的另一方面。

9. 沉兼弦

沉则主里，又主水蓄。弦则为郁，弦又主痛。沉弦并见主腹中水蓄，或气郁恼怒之后，或属血虚气郁，或主疼痛一类的疾病。

（1）沉弦细小滑数者。沉则主里，弦乃郁象，又主疼痛，按之细小为血虚阴分不足，滑数为热。总之，是里有郁而疼痛，属血虚热生，阴分不足，虚热化火之象。宜育阴为主，少佐折其虚热之品。

（2）沉弦按之迟缓且弱者。沉弦主里痛，按之迟缓且弱，属虚且阳气不足，治疗当以温寒拈痛，少佐益气。

（3）沉弦且长，按之硬直有力者。沉弦长结合硬而有力，说明肝郁日久，阴分不足而阳又亢，多为老年血脉坚脆，或实邪所致之病症。以用育阴、养血、柔肝等方法为宜。

（4）沉弦且按之微弱无力者。弦细是血虚阴伤之脉，微弱属阳虚气分不足，沉脉主里病。这说明此脉主里虚气血不足之症，治之当用益气补虚等方法。

10. 沉兼微

沉脉主里，微为阳衰。沉微之脉见于阳虚气衰一类病人。

（1）沉微按之滑濡有神者。沉微是阳气不足，属于虚衰的阶段，若按之滑濡有神，说明是阳气衰微的开始，尚未至阳气已衰微，或致衰微欲竭的阶段。辨别此脉，对临床治疗有一定的意义。

（2）沉微而按之虚微若无者。这是虚脱在即，阴阳离决的脉象，急以参附汤或独参汤以固其未脱之残阳，尽全力挽回于万一也。

11. 沉兼细

沉脉主里，细为血虚，脉沉细为血虚阴伤，但仍需根据兼脉的形态确定具体情况，再研究用药及治疗方法。

（1）沉细按之弱微似无者。细为脏阴之亏，沉则主郁，又主水蓄，此属阴伤之脉，弱微乃阳衰气分不足，治疗重点在阳衰气分不足方面，但也要顾其阴分。

（2）沉细而按之弦滑小数者。沉细主里虚、血少阴伤，弦为郁又主痛，滑脉为痰浊有形积滞，数为热象，从弦滑小数看来是肝经郁热而发为疼痛，痰湿互阻不化，已渐成化热之证。此乃血虚阴伤，肝经郁热，痰浊食积互阻，治当清泄肝热兼以养血育阴。

（3）沉细按之小滑有神者。沉细脉属阴虚血少，阳气也衰。也有人由于禀赋殊异，其常脉即沉细脉。又有体丰之人，脉象素来沉细。如在沉细的基础上，小滑有神，这是正常的脉象。

（4）中取滑濡按之沉细者。滑濡是湿邪阻遏气机，属阳气不足，但按之沉细说明阴伤血分又虚，当从气阴不足着眼，不能只看一面而忽略其他方面。

12. 沉兼实

沉实的脉象是主里实之证，但也要和舌苔、面色、症状等配合诊断，老年血脉坚脆、肝阳亢盛，沉实的脉象是常见的。

（1）沉实而按之濡缓和匀者。沉脉主里，病实脉必实，一般认为是邪气盛实的疾病，可是细诊，按之濡缓和匀，是正气盛而邪气不多，若舌苔、面色、症状皆在正常范围，这就属于正常脉象。

（2）沉实而按之搏指不柔和者。沉主里病，实为邪气盛，按之搏指有力，属于阴衰而阳亢，似属无胃气。老年血脉坚脆、中风一类的疾病也多见此脉，在老年人更应特别注意。

（3）沉实而弦滑有力者。沉实主里实，弦滑为痰食邪热有余，有力者乃邪盛正未衰，若舌苔黄厚，面色赤红，脘腹胀满，或大便燥结，全是里实的明证。治之当以攻泄里实为主，但也不可过量，一定要参考病人的体质年龄而定。

牢　脉

〔定义与形象〕

牢脉，是比沉脉还需加压力重按才能取得的脉象，所以称它为似沉似伏，是说明牢脉的部位，称它为实大弦长，是说明牢脉的形体。

牢脉是在极沉的部位出现，它主沉寒里实的疾病，一般说是属于邪气有余的病症，肝气郁而寒邪盛，脾阳虚不能运化而成腹痛且寒，这时多能出现牢脉。

〔近似脉鉴别〕

沉脉：是一般性加重手指的力量，无需推筋着骨即得。

〔文献选录〕

《脉经》："似沉似伏，实大而长，微弦。"

《濒湖脉学》："弦长实大脉牢坚，牢位常居沉伏间。"

〔牢脉主病〕

寒邪郁久，积聚不化而成疝、癥瘕一类的痼疾，这种病人常可出现牢脉。

如虚人久病，反出现牢实的脉象，那是邪实正虚，脉证相反，非是佳兆。

〔牢脉兼脉〕

1. 牢兼数

（1）中取濡软，按之牢兼数者。濡软不外湿阻或正气大伤，症状出现气短、乏力，若正气大伤或病延日久，按之牢数，说明邪气有余，属正气不能胜邪。治之当先祛邪，俟邪祛再以补正。

（2）中取弦滑，按之牢数者。弦乃阴不足，又主郁主痛，滑脉多痰；牢数是内热实邪，舌必黄厚且干，此乃肝阴不足，痰浊蕴热互阻，用养肝阴、化痰浊、兼泄火导滞之法。

（3）两关滑实，按之牢数者。此胃肠积滞不消，按之牢数说明内实邪盛，必须攻克其邪兼以泄热。

（4）两手中取弦实，按之牢数者。若久病形体消瘦，面色青暗或黧黑，此正气不能胜邪，是真脏脉见，多是凶险。

2. 牢兼迟

（1）中取濡弱，按之牢兼迟者。此为中阳早虚，气分不足，由虚化寒，寒邪郁久，成为疝或癥瘕一类痼疾。这种牢、迟并见，属于虚寒痼冷，治之必须温寒、益气、通阳、活络，不可以攻泄。若舌胖质淡滑润者，当以桂附参芪并用，俟阳复气充再议攻化。

（2）中取弦硬，按之牢而兼迟者。弦则主郁主痛，为血虚失于濡养之过，硬则血少筋急，阴分不足，经络失于濡养，故按之牢而兼迟，此脉属于阴伤血少，筋脉失于濡养，久则化寒，凝滞脉络，治疗必从温化柔养入手，若体质强实，仍需温化，兼以攻泄祛瘀。

（3）中取弦滑，按之牢而兼迟者。滑则为痰，弦则为郁，不外痰火郁热。本当滑数，何以又见牢、迟？此为湿郁日久，痰湿互阻，气分滞涩，络脉不行，虽是痰、实、湿互为郁结，久则坚实，则脉象中取弦滑、沉取则见牢迟也。此时切切不可见牢迟即妄用温补，否则病必加重，反无愈期矣。

（4）中取滑实，按之牢兼实有力者。这种牢实脉象若见于中年，或体质强实之人，可能寒积已久，实滞不化，舌必糙老垢厚，可用攻化积滞之法，根据具体情况，以攻化为主，千万不可先补。

寒　脉

寒脉，是指疾病有寒证时所表现出的脉象，当然也要根据兼脉再确定病机，从而拟定治疗方法。

迟　脉

〔定义与形象〕

诊迟脉是比较容易的，病人或健康人在平静时，其一呼一吸之中，诊得脉搏的跳动只有三至，就称为迟脉。

迟脉的搏动，每分钟只五十次左右。出现迟脉，说明是气血运行不畅，可能因阳气衰，寒邪阻，气机不畅所致；也可能是由于郁滞而成，如火郁、食郁、气郁、痰郁等。凡有形的物质滞留不行皆可造成迟脉。临床必须参考兼脉及其他根据才能比较准确地分析出疾病的机制。

〔近似脉鉴别〕

缓脉：缓脉比迟脉的至数略快一些，缓脉是舒缓而调匀的，有从容和缓之象。

结脉：结脉搏动往来缓慢，在缓慢之中并有停跳出现。

〔文献选录〕

《伤寒论·辨太阳病脉证并治中》："脉浮紧者，法当身疼痛，宜以汗解之，假令尺中迟者，不可发汗，何以知然？以营气不足，血少故也。"

《伤寒论·辨阳明病脉证并治》："阳明病，脉迟，虽汗出，不恶寒者，其身必重，短气，腹满而喘，有潮热者，此外欲解，可攻里也，手足濈然汗出者，此大便硬也，大承气汤主之。"

〔迟脉主病〕

迟脉表明气血流通不畅。李时珍说："有力而迟为冷痛，迟而无力定虚寒。"一般认为迟脉是由寒邪阻碍气机，气血运行不畅所致。其实，只要气机不畅，都可使脉来迟缓，如气血瘀滞、气郁、阳气不得通畅、阳明腑实、气机结滞等，都可出现迟脉。治疗时必须具体分析，阳不通者，通阳；腑实胃肠积滞者，祛其腑实，导其积滞，俟积滞去，阳气得通，迟脉才能渐变为滑濡；若因血瘀而现迟脉者，则应用活血化瘀等法为治。

〔迟脉兼脉〕

1. 迟兼滑

（1）迟兼滑实有力者。舌必老黄糙厚，虽属迟脉，亦为阳明腑实，热与糟粕结于胃肠，积滞郁热，阻碍气机，腑气不通，脘腹胀满，矢气频仍，大便数日未行，面红口干，心烦梦多，脉搏虽迟，然按之滑实有力，此为阳明腑实证，可用承气法下之。

（2）迟兼滑缓濡力弱者。湿邪阻碍气机，三焦气化难以运行，胸满闷而周身酸楚，甚则腰痛或带下绵绵，舌白滑润，大便溏稀，甚则下肢作肿，虽见迟脉亦非正虚，治疗可用风胜湿，苦温燥湿，淡渗利湿等方法。若舌胖嫩滑润液多，汗出乏力等，乃中气不足，方可以从虚的方面考虑。

（3）迟兼滑弦，沉取而有神者。迟是脉搏次数减少，弦则为郁，滑脉主痰，有神为邪热蕴阻。在这种情况下，脉搏虽迟，但绝非寒证，亦非虚象，乃痰热阻滞，气滞不通，必须用化痰通络、兼以导滞，才能变迟脉为常脉。

（4）迟兼滑，按之弱而力较差者。滑多为痰湿，弱为气衰，迟为寒象，若力较差，全是虚寒不足，阳气衰微之象。如舌胖苔白滑润时，可用益气补虚方法，或温阳补火，从根治之。

（5）迟兼滑弦细，按之搏指者。弦滑细乃血虚肝郁之象，郁久多痛，甚则化热。迟脉乃气血流行不畅，血脉因气分郁结故搏动缓慢。此处切不可专以寒、虚、痼冷解释。当以养血疏郁，流通气血为治。

2. 迟兼弦

（1）迟兼弦，按之滑而有力者。弦滑属于痰滞，按之有力乃偏于实火之象，舌苔多见垢厚或黄厚。本来痰热夹滞，脉多滑数，今因痰滞有形之物阻塞，气机不得宣通，脉象反迟，必须清痰浊、化积滞，以开阻塞，脉道自通矣。

（2）迟兼弦，沉取滑实有力者。此乃胃肠食滞互阻，阳明腑气不通，脉反见迟，舌苔老黄垢厚，大便秘结，小溲黄赤，治之必通腑泄热以畅气机，如《伤寒论》中阳明病脉迟而用承气汤方法。

（3）迟弦而沉取细滑者。弦则为郁，又主血虚，单弦多饮，全是血不足之脉象，血虚肝阴不足，络脉失养，肝阳多亢，故心烦梦多，此为血虚，当用养血方法。

（4）迟弦而沉小弱者。血虚阴伤，脉来多弦，细为血少，弱乃气衰，血虚筋脉失于濡养故主疼痛，血少络脉不充故脉多迟缓。见迟弦沉细小弱时，当以养血为主；若阳虚气衰偏多，可用甘温益气，但不可过量。

3. 迟兼弱

（1）迟弱而沉取带有弦细者。迟则为寒，弱为阳衰，沉取弦细为血虚阴分不足，治疗当以养血为本，甘温益气酌情配合，但量不可过，防其阴伤阳亢，刚药过多阴分反伤。

（2）迟弱而按之甚微者。微为阳微，弱乃气衰，迟脉主寒，一派阳虚气弱，尽为寒盛之征，以益气温养为宜；若舌瘦或干，当须兼顾及阴分。

（3）迟兼弱，沉取弦细者。弦细皆为阴分不足而内有郁象，弱属阳虚气衰，迟脉多为寒象，此血少阴伤为主，阳虚气衰是标，当阴阳两顾可也；如舌胖嫩滑润者，可重在补阳。

（4）迟兼弱而按之弦急者。迟弱是阳虚偏寒之脉，弦急主痛，又为阴伤，舌红且瘦略干，多为阴血不足，若舌胖嫩质淡液多，当以温阳益气，俟气充则疼痛自愈。

4. 迟兼细

（1）迟细而弦实，两尺无根者。细为脏阴之亏，迟乃沉寒痼冷，弦则为痛，实乃寒积；两尺无根，命火衰微之象。从全脉来看，此为沉寒痼冷，命火衰微，当以温命火，化寒积兼以调补气血。

（2）迟细而按之虚弱若无者。迟为阳虚寒冷，细主阴伤血少，沉取虚弱无力，全是阳虚不足、气血皆虚所致，当以养血益气为治。

（3）迟细而按之滑濡有力者。濡滑是湿阻成痰，有力为痰热积滞互阻，细为素体血虚，迟乃热阻痰滞蕴郁不化，舌苔黄厚或厚腻质红，用宣化痰湿，推荡积滞方法。

（4）迟细而弦实有力者。迟脉是气血凝涩不畅之象。气血不畅不外两个原因，一为因虚而寒，气血流通不畅；一为热郁气分，血流亦不畅，全能出现迟细之脉。今脉弦实有力，此为肝郁滞热互阻不化，当以泄化为主，一定不可妄用温补方法。若舌胖嫩苔白润时，当考虑虚与寒。

5. 迟而有力

（1）迟而有力，按之弦滑且躁者。迟脉是属于络脉不畅，有力为邪实，弦则为郁，滑乃是痰，因为有郁热痰食阻滞气机，所以脉搏缓迟，然热郁于内，故又有急躁之意，所以说这种迟脉是属于郁热痰食之象。切不可认证为寒或为不足。治之当以开郁结、化痰浊，兼调气机。

（2）迟而有力，按之濡软者。迟则为寒，又主虚弱不足，属阳虚正衰，濡软多是湿阻气分不足。若舌胖而淡腻者，多是气虚阳衰；若舌白腻而不胖，质且粉或红时，此为湿阻，甚或有热郁于内，切不能按虚寒论治。当以宣郁化湿以利三焦，观其热郁明显再行清热解郁之法。

（3）迟而有力，按之弦硬搏指者。迟是气血通利不畅，又主寒凝脉泣，因按之弦硬、搏指有力，可以考虑寒凝脉泣，日久痼疾，当用温化。又有血虚肝阴失养、虚热过亢者，也可见脉硬搏指。必须结合色、舌辨证施治，不可以一概而论，统认寒凝。

（4）迟而有力，按之虚弱若无者。这种脉象确属阳虚气衰，气血流通不畅，故脉迟而力弱，按之虚弱无力；面色淡黄或白无华，舌胖且嫩，始能肯定阳之不足。若有实象或热象，也要考虑是真是假，再行诊断与治疗。

6. 迟而无力

（1）迟而无力，按之弦细且躁动不安者。迟是不足之象，又是气血流通不畅之形，貌似虚寒之证，然因按之弦细又有躁动之意，必须参考舌、色、证；若舌红、口干、心烦，多是血虚郁热久蕴。本病貌虚而实质有热，治疗仍当先从祛热入手。不可见迟脉即用温补。

（2）迟而无力，按之虚弱若无者。迟为寒象，沉取主里，若按之虚弱，这说明里虚阳衰，正气不足，阳虚生寒，当以益气温阳方法。若舌、色、证全属阳衰不足，必是沉寒痼冷，当以温补下元，重用桂附。

（3）迟而无力，沉取两尺尤甚，似有似无。迟本陈寒痼冷，无力属正虚气弱，两尺似有似无确属命门火衰，宜温命火，益元气，大力补中。

缓　脉

〔定义与形象〕

缓脉，去来小驶于迟，即比迟脉要快一些，但不足于四至半，一呼一吸脉行四至，比正常人的脉搏少半至，称为缓脉。缓脉可出现于正常人，又主湿阻及不足之证。

脉贵有神。有神，是指脉来和缓。意思是说，一呼一吸脉来四至半，且濡软滑匀，带有从容和缓之意。临床观察缓脉仍需参合其他的脉象和色、舌、证来确定是否为病脉或疾病的性质。

〔近似脉鉴别〕

迟脉：迟脉是一呼一吸三至，每分钟脉跳五十次上下，一般主正气不足一类的疾病。

结脉：结脉是在迟缓的基础上，再加一个停跳，停止后又有跳动，与迟脉、缓脉全不同。

〔文献选录〕

《伤寒论·辨太阳病脉证并治》："太阳病，发热汗出，恶风，脉缓者，名为中风。"

〔缓脉主病〕

缓脉，一般表明病人患有偏于不足的疾病。李时珍认为：缓脉是"营衰卫有余"，非风邪即属湿，是脾虚一类疾病。缓脉是一呼一吸脉行四至，比正常人略缓慢一些，很多古人称它为虚脉，这是不合适的。在正常情况下，有人虽然脉来缓慢，可是沉取有神而又滑软，这是无病之脉，也可以说它是常脉；又有素体偏弱，湿邪阻滞，气机失于畅利，脉象来去略慢，亦有缓象，必须按湿阻治疗，不可专用补法。另外，脉缓而面色萎黄，舌胖而苔滑润，确是虚证，可考虑用补剂。

〔缓脉兼脉〕

1. 缓兼滑

（1）缓兼滑，按之弦急者。缓滑是讲脉形缓和滑匀，从容不迫的形态；按之则弦急是说明肝经郁热为主，或为肝热内蕴，湿阻不宣。治宜宣郁泄热化湿。

（2）缓兼滑，按之滑实有力，独在关上者。缓滑似属平脉之象，若按之滑实有力，独在关上，这是说明病在中焦，胃肠食滞蕴热，舌苔必糙黄垢厚，症状必见脘腹胀满，治之可用泄化中焦之法。

（3）缓滑濡软，沉取力弱者。在正常缓滑脉的基础上，沉取濡软明显，乃湿邪郁滞，络脉失于流畅，力弱主中虚。究竟是湿多，还是虚多，还要看舌苔的情况而定。若舌滑白者为湿盛，治当苦温燥湿为主；若舌胖嫩滑润为中虚气弱，必以补中益气为主。

（4）缓滑而按之弦细者。正常的滑缓之脉，若按之弦细为血虚肝郁，或郁久而疼痛，抑或为水饮停留，胸胁胀痛。若弦细有力时，当泄肝热，缓疼痛。若水饮留恋，则以化饮为主。若属血虚而郁时，当以养血育阴，少佐宣郁为治。

2. 缓兼濡

（1）缓濡而滑弱者。缓濡多为湿阻，阳气不能通畅。滑弱一为痰湿，一为阳衰。当然，有阳虚不足的一面，也有阳气因湿阻而不能通畅的另一面，湿多当治湿，阳不足当以温阳，参照舌、色，再行决定。

（2）缓濡而虚微无力者。缓濡是阳气为湿所困，若按之虚微无力，确属阳衰气虚之象；若色、舌、证全属阳虚，即按阳虚气弱论治。

（3）缓濡而按之弦细有力者。缓濡虽为湿阻之象，按之弦细又为血虚，有力乃郁久化热之征。观其舌、色、证，属血虚者即以养血；若已化热，则先治其标热；确属气虚者，再考虑补正。

（4）缓濡而按之弦急不安者。缓濡多为湿阻阳衰，弦急为血虚肝郁之象，不安者为阳亢躁动所致，治之当从养血和阴，酌情考虑益气化湿。

3. 缓兼弱

（1）缓弱而沉取弦细如丝者。缓弱之脉偏属阳虚气弱，沉取弦细如丝，又是阴伤而脉失于涵养，必须用育阴为主，佐以益气之法。

（2）缓弱，按之若有若无者。缓弱多为阳虚气弱，今按之若有若无，此确是阳衰已极，气虚不足，急用补中益气之法。如病势危重，虚惫已极，可考虑用参附回阳之法。

（3）缓弱而沉取弦急略滑者。缓弱乃阳气不足，今诊脉沉取弦滑而急，说明内有郁热，或痰火阻滞，虽属气虚，但不可专事补中，必须先从郁热考虑，否则热无出路，病必增重。

4. 缓兼涩

（1）缓涩而按之濡弱者。缓为阳气不足，涩主精伤血少，沉取濡弱更说明正气大伤，元阳不足，或为寒湿阻于络脉，当用温阳化湿养血活络方法。

（2）缓涩而按之弦细者。缓为湿阻，阳气失于宣畅，涩脉乃气血流通受阻，沉取弦细，说明阴伤为实质疾患，此血虚且燥，不能濡养血络，当从养血育阴润燥为治。

（3）缓涩按之细弦，沉取躁动不安者。缓涩脉是气血流通不畅之脉，非血少即精伤，或属血分瘀滞；按之弦细，沉取躁动不安为血虚阴伤，似有虚热上扰之意，用养营阴方法，从本治疗。

（4）缓涩而弦，沉取若有若无者。此脉多见于暴怒之后，肝郁气滞，血脉失于流畅，气血运行受碍。此属暴然情志不遂，或暴怒之后而得，先以调肝开郁方法，余缓图之。

5. 缓兼浮

（1）缓兼浮，按之弦细者。缓则为湿，浮脉主表，病是风湿。按之弦细，明显阴伤，当以先治风湿，俟风湿去，再以和阴方法，用药当缓和，防其阴分再伤。

（2）缓兼浮而两关独滑，沉取滑而有力者。浮缓为风湿外束，两关独滑，肝热胃中积滞，沉取滑而有力。此里实之证，当表里兼顾，标本两求。

（3）缓兼浮而按之虚软，沉取弱微无力者。缓浮风湿，虚软乃阳之不足，沉取弱微无力，全是阳虚气弱，可用益气化湿之法。

（4）缓兼浮，按之弱微，沉取若无者。浮缓为风，微乃阳虚，沉取若无是阳虚气弱，当以益阳气为治。

6.缓兼沉

（1）缓沉而中取濡滑，按之有力者。缓沉是里湿且虚，中取濡滑，湿郁中宫之象，按之有力说明偏于里实。

（2）缓沉而中取滑濡，按之无力者。缓沉乃里湿之象，中取滑濡，湿阻不化；按之无力是阳虚血弱之症，当以益气补中法。

（3）缓沉相兼，中取虚微，按之虚微若无者。缓沉是里湿且虚，虚微是气弱而湿阻，按之虚微若无，全是气虚阳衰，当用益气补中方法。

结　脉

〔定义与形象〕

结脉，是脉象搏动往来比较缓慢，一息只四至，并时或有一次停跳，停跳后又恢复比较缓慢的搏动。结脉是偏于气分微弱，或是由于阴盛而有积滞阻塞脉络的一种表现。

〔近似脉鉴别〕

缓脉：缓脉是去来小驶于迟，缓脉比迟脉要快一些，一呼一吸脉行四至，缓脉一般认为是属于偏不足的脉象。

迟脉：迟脉是一呼一吸脉行三至，每分钟只能跳五十动左右，一般说，不外正虚、湿阻、寒凝、阳衰、气滞、郁结等一类的疾病。

〔文献选录〕

《伤寒论·辨太阳病脉证并治》："脉按之来缓，时一止复来者，名曰结。"

《脉经》："结脉往来缓，时一止复来。"

李时珍说："结主阴盛之病。"

越人曰："结甚则积甚，结微则积微，浮结外有痛积，伏结内有积聚。"

〔结脉主病〕

结脉是属于气阻、痰瘀、湿遏及正气不足、阳气衰微的一类疾病。如果病人在浮部见结脉时，叫作浮结，是表部有寒邪阻滞的现象。若在沉部见结脉时，即属沉结或伏结，是属寒邪阻塞，气机不畅，属于内有寒邪积聚一类的疾病。一般诊脉多以在浮位能见者为病在肺卫，在表分，主表证。在沉位始见者，主肝肾有病，主里证。

〔结脉兼脉〕

1. 结兼浮

（1）结浮而兼弦细滑，按之急躁者。浮部见结说明病在卫分，在外、在表，病邪较浅。兼有弦细滑，细主血少阴伤，弦则主郁主痛，滑为痰、食、积滞，这是阴血不足，郁结挟痰。今按之急躁是说明阴伤肝肾不足，有虚热欲动之象，是偏热的一面。总之，这种脉是属于血虚肝郁，阴伤热动，病在浅层，属气郁挟实的疾病。治之当以疏调气机，开郁升降，少佐化痰，兼以导滞。

（2）结浮而兼濡滑力弱者。浮结属于气道阻滞，濡滑力弱多是正虚气衰，或为湿阻气机，阳气不能宣通，必须参考舌象，以确定正虚与湿阻。若舌以胖、嫩、淡、润、滑为主，则为正气大伤，治当益气。若舌只面滑润，或只苔白滑腻厚，治湿郁即可，不必补正温阳。

（3）结浮而按之弦滑者。浮结表示为气道阻滞，气行不畅。按之弦滑，即九菽始见弦滑，按沉则属里，弦滑为肝郁夹痰，必须观其舌象，如干而质红，势将郁热化火，如属白滑而腻，为湿郁中宫，治之当从湿郁入手。

（4）结浮而沉取微弱无力者。浮结之脉，已见上条，若沉取微弱，微为阳微，弱乃气衰，全是阳气不足，细诊脉来无力，更为气衰阳虚，当以益气补中。

2. 结兼沉

（1）结兼沉，按之弦实有力者。沉结多为病位在里，主寒邪积聚一类的疾病，是寒邪久郁，或是积聚日深，仍需看其色、证，从舌形、苔象入手，以辨认清楚。脉弦实有力，确为寒邪凝聚日深且久，或是积聚不化，正气又衰，胃气不足，治之当从补正，或是化积，仍需辨证施治，酌情处理。

（2）结兼沉，按之弦滑者。沉结之脉，多为寒邪凝结，阻滞络脉，有正虚与邪阻两个方面。今按之弦滑，是正气不衰，因痰湿积滞阻碍气机通行，当疏调气机，以气行则结滞自畅。俟脉形濡弱无力时，再考虑补正。

（3）结兼沉，按之虚濡力弱者。沉结属气分郁滞，病已日久，可以考虑寒邪凝聚；今按之虚濡而力弱，此正气不足，阳气亦衰，治之宜用温阳益气为主。

紧　脉

〔定义与形象〕

紧脉，是脉搏往来有力，像绳索一样搏动弹手；又好像手摸着绷紧的绳子一样，上下左右弹手；又好像用藤条穿箅子眼一样，左右上下弹动。这都是形象地说明它的紧、颤、抖的特点。紧脉与弦脉必须认真鉴别，弦脉是端直以长，平稳而不颤动。紧脉则是颤动而不平稳。

〔近似脉鉴别〕

疾脉：疾脉是搏动往来疾速，一息七八至，这种脉是在细弦的基础上比数脉要快得多，是偏虚的一种脉，它的特点是：力弱，无神，摇晃，不稳。

动脉：动脉是数而兼紧、兼滑、兼短的一种脉。它的特点是：无头无尾，如豆大，转转动摇。

数脉：数脉是一呼一吸，脉行六至，为热迫血液在脉中流动急迫所致。根据数的兼脉及有力无力以辨表热、里热、实热或虚热。

促脉：促脉是脉搏流动较快，有时歇止。李时珍认为是三焦火热，郁积留滞的结果，凡气、血、痰、食、饮等阻碍经络致气血不畅，都能出现促脉。

〔文献选录〕

《伤寒论·辨太阳病脉证并治上》："太阳病或已发热，或未发热，必恶寒体痛呕逆，脉阴阳俱紧者，名曰伤寒。"

《伤寒论·辨阳明病脉证并治》："阳明病，初欲食，小便反不利，大便自调，其人骨节疼，翕翕如有热状，奄然发狂，濈然汗出而解者，此水不胜谷气，与汗共并，脉紧则愈。"

〔紧脉主病〕

紧脉主寒主痛，一般说，风寒外束，多见浮紧，因寒作痛多见沉紧；若在关脉见紧滑而实者，多为宿食；尺部见紧多是寒疝，必见少腹痛等病症。

〔紧脉兼脉〕

1. 紧兼浮

（1）紧兼浮，按之有力者。浮脉主表，紧脉是寒，有力者邪气有余，此属表寒外束，正气甚旺，可用辛温发汗方法，如麻黄汤之类。

（2）紧兼浮，两关滑实有力者。浮紧是风寒束表，太阳病麻黄证。两关滑实有力，是胃热挟食，积滞不化，可在辛温解表之中配合消导之品。

（3）紧兼浮，沉取细弦者。浮紧乃太阳病风寒束表，沉取细弦，知阴液早伤，可在辛温解表的基础上，加用和阴之品。

（4）紧兼浮，沉取虚濡无力者。紧浮同见，是表邪风寒外束；沉取虚濡，确为阳虚气衰，除用辛温发汗之外，还应加以甘温益气之品。

2. 紧兼沉

（1）紧兼沉而弦急且涩者。紧沉为里寒且痛，弦急为阴伤筋脉挛急，涩乃血少精伤，又主气分郁结不畅。治之当以调气机，和阴缓痛，或外用温寒缓急之品，以熨其痛处。

（2）紧兼沉而弦细无力者。紧沉为寒邪在里，主痛，弦细为阴分不足，经络失养；无力为阳虚气弱；当以温养阳气，兼顾其阴，宜温寒拈痛之法。

（3）紧兼沉而按之无力者。沉则主里，紧则主寒邪作痛，脉来按之无力是气虚阳衰，可用温寒益气之法。

（4）紧沉而按之滑实有力者。沉紧为寒邪在里，按之滑实是里实积聚，可用温寒导滞、行气拈痛之法。

3. 紧兼弦

（1）紧弦而细，按之有力者。紧则为寒为痛，细为血少阴伤，按之有力多属有余，参考舌证可用温寒育阴拈痛之法。

（2）紧弦而细，沉取虚弱无力者。紧弦为寒为痛，细为脏阴之亏，虚弱无力是阳虚气弱，必须在益气补中的基础上，佐用温寒拈痛之法。

（3）紧弦而滑，沉取有力者。紧为寒束，弦则主痛，滑脉是痰，沉取有力是邪有余，可用温寒缓痛兼祛痰热之法。

（4）紧弦而沉取濡弱无力者。紧属寒束，弦乃郁象，是寒邪郁久作痛，从沉取濡弱无力来看，中虚气弱，用益气补中之法。

4. 紧兼细

（1）紧兼细而弦滑有力者。紧细相合，为阴伤寒凝，且有宿食，积滞不化，可用温化寒凝兼以导滞之法。

（2）紧兼细而沉取虚弱无力者。紧细相兼，寒凝腹痛，全是阴伤寒凝之象；沉取虚弱则是阳衰气虚，用益气补阳，佐用温寒拈痛之法。

（3）紧兼细而沉取弦而不柔和者。紧乃寒邪外束，又主疼痛，多是寒凝气遏；从沉取弦而不柔和看，确是血少阴伤，下元不足，肝肾早亏，水不涵木，用和阴养血、填补下元之法。

5. 紧兼滑

（1）紧兼滑，按之弦数有力者。紧脉乃热为寒束，滑脉主痰，弦数为热郁之象，有力为邪气有余，此乃蕴热痰积互阻不化，属有余之证，当以清化痰浊兼泄内热。

（2）紧兼滑，沉取数实者。紧是热为寒束，滑脉主痰主食，沉取数实是内热积滞不化，有余之象，宜化痰食、涤积滞兼以泄热。

（3）紧兼滑，按之濡软无力者。紧脉兼滑是热与痰浊和外感风寒相合，然按之濡软则是气虚正不胜邪，当益气助阳兼顾痰浊，并解风寒外束。

（4）紧兼滑，按之虚弱无力者。紧兼滑脉合见，在虚弱无力的基础上，说明正气大伤，元气大亏，而兼有痰浊与外寒，治疗重点为补益中气，否则外寒不解，病永无愈期矣。

6. 紧兼濡

（1）紧濡而按之无力者。紧为寒主痛；濡乃湿邪蕴郁，气分不足；按之无力是正气大伤；此外受寒邪，内郁湿阻，气分又虚，可用辛温解肌方法兼以化湿，少佐益气。

（2）紧濡而按之弦数有力者。紧濡是外寒束表而内蕴有湿，按之弦数有力是热郁于内之象，必须结合舌证分途调理治之。

（3）紧兼濡而沉取滑实者。紧濡相兼见，必是外寒束而内热蕴，沉取滑实，滑则为痰为食，实乃有余之象，此为内有积滞夹痰，外为寒束兼湿，治疗当以先解外寒之束，再以温化其湿，少佐消导其滞。

（4）紧兼濡而沉取涩滞不畅者。紧濡之脉，外寒内湿；沉取涩滞乃血少气衰；或是暴怒之后气机一时闭塞，辨证观舌看色，郁者当疏调气机，虚者可补其气。

7. 紧兼虚

（1）紧兼虚而沉取无力者。紧脉属寒邪外束，虚脉必是正气不足；沉取无力，中阳大虚，细观舌胖苔白滑润，必是阳虚气分不足，用补中方法，少佐温阳解肌之品。

（2）紧兼虚而按之弦细，沉取有力者。紧兼虚为正虚兼有外寒束表，按之弦细是阴分不足，血少脉失于涵养，虚热上亢，故沉取有力，当先和阴。热重舌红时，可先用泄热方法，治其标邪。

（3）紧兼虚且关脉洪滑者。紧虚并见，中虚外寒来束，本当益气温阳或辛温解表，然关脉独滑，非食即痰，有余之邪，在于胃肠，可于前法之中佐用化痰祛滞方法。

热　脉

热脉，是疾病偏热时所见的脉。一定要详审兼脉、兼症及舌苔、面色各方面，详在各论中。

数　脉

〔定义与形象〕

数脉，是一呼一吸脉行六至，是血液在脉管中流动急迫的现象。根据它的兼脉及有力与无力，可分别确定为表热、里热、实热和虚热。在小儿科把一息六至定为正常的脉象，这是小儿生理的正常状态。

〔近似脉鉴别〕

动脉：动脉是数而兼紧、兼滑、兼短、似洪，并且搏动无头无尾，如豆大，转转动摇。浮取似滑似数，沉取则短暂不稳，似有晃摇的征象。

紧脉：紧脉的形象是脉搏往来有力，像手摸着绷紧的绳子一样，上下左右弹手，有紧象又有颤抖的感觉。

疾脉：疾脉是脉搏往来疾速，一息七八至，这种脉是在细小的基础上，比数脉既快又细小，它是属于偏不足且有热的一种脉象。

促脉：促脉是脉搏流动较快，时常有歇止。

〔文献选录〕

《温病条辨》:"太阴之为病,脉不缓不紧而动数,或两寸独大,尺肤热,头痛,微恶风寒,身热,自汗,口渴,或不渴而咳,午后热甚者,名曰温病。"

《金匮要略·疮痈肠痈浸淫病脉症并治》:"肠痈者,少腹肿痞,按之即痛如淋,小便自调,时时发热,自汗出,复恶寒,其脉迟紧者,脓未成,可下之,当有血。脉滑数者,脓已成不可下也,大黄牡丹汤主之。"

〔数脉主病〕

数脉,多认为是热,但必须分清实热与虚热,热在某经某脏,是气分还是血分,再根据具体情况看兼脉兼证辨治处方。一般说寸数主膈上热,多发咽喉肿痛等病;关数为中焦脾胃之热;尺部数多为下焦郁热,或属肝肾阴虚,虚阳上亢,或属发痈之先兆。

李时珍认为:"数脉主府,有力实火,无力虚火,浮数表热,沉数里热,气口数实为肺痈,数虚为肺萎。"

〔数脉兼脉〕

1. 数而浮

(1)数浮而兼弦紧者。浮则主表,数乃热象,紧则为寒,又主疼痛,弦则属郁。总之,浮数弦紧为风寒外束,内有郁热。症见头痛恶寒,身痛体疼,甚则咽红且痛,便干溲黄,结合舌、症,分析热之多少,表邪情况,决定治疗方案。

(2)数浮而兼滑实者。数浮乃风热之脉,滑实为蕴热之象,若舌红苔黄垢厚,大便秘结者,可用疏风热,化积滞兼以通便之法。

（3）数浮而兼弦细者。数浮是风热在卫分，弦细乃阴分不足，为阴伤于内，风热在表，治当疏解表邪兼顾阴分，切不可用辛甘温之品再劫其阴。

（4）数浮而兼濡滑者。数浮属风热外袭，濡滑是湿阻中焦，风热湿邪互阻，或发热，或体痛，或似暑温，都必须清湿热、疏表邪、畅利三焦。

（5）数浮而兼虚弱者。数浮是风热在表，虚弱乃阳气不足，或为老年阳衰。观其舌象及症情，若以风热为主，可先清化；若以阳虚为主，当用益气，切不可耗气散真。

2. 数而沉

（1）数而沉兼细弦小滑者。数沉乃里热现象，细为血少，弦脉主郁，小为不足，滑脉是痰，综合起来看属于血虚内热，又有郁结，阴分不足，且有痰阻。治疗时必须清里热，养阴分兼化痰浊。

（2）数沉而兼濡滑者。数沉主里热，濡滑乃湿阻气机。根据舌质之红及苔滑润腻程度来确定热多还是湿多，再以清化湿热而利三焦方法治之。

（3）数沉而按之虚弱无根者。脉属里热，而按之虚弱无根，此确属阳虚，根蒂不足。面色白无华，舌多胖滑淡腻，用填补下元，益气固本方法。

（4）数沉细小而按之力弱者。沉数为热在于里，细小多为阴伤化热，力弱为阳气不足，此血虚阴伤，虚热上扰，阳气又衰，用益气折热、少佐补中方法。若舌红心烦，标热偏重，可用甘寒育阴为主，酌情加以益气。

（5）数沉而兼滑动者。数沉主热在于里，滑脉主痰，动乃阴阳相搏。阳盛于阴，若在手少阴见者为妊娠之象。一般见本脉可诊断为痰食蕴热于内，但也要参考舌、色才能确定。

3. 数兼洪

（1）数洪而按之虚濡无力者。数为热象，洪是热郁气分，从洪脉之来盛去衰看出热邪尚盛，初步已有阳气见衰。按之虚濡是阳气不足，或湿邪中阻；无力确是正气大伤。此热郁气分而阳气初衰，也可由湿邪阻于中焦所致。当审舌、色、证。热宜清，湿宜化，气当益，可推敲用药。

（2）数洪而按之弦细小弱者。此乃热郁气分，正气初衰；从按之弦细看为阴伤实质不充，且有郁象；小弱为阳气不足。此热在气分，阳气初虚，阴分也伤。当用清热、育阴、少佐益气之法。

（3）数洪而按之弱微无力者。数洪本属热郁气分，正盛邪实，初有阳不足一面；今诊按之弱微无力，弱乃正气不足，微属阳微，无力为气分大虚。此热在气分，阳气不足而已至虚衰阶段，应考虑益气为主。

（4）数洪而按之滑实者。数洪是阳明气分热炽之脉，内含气分受伤的一面；按之滑实，滑则为痰，又主宿食；实脉为邪气有余，正气未衰，当以攻其有余为主，泄其气分之热为辅。

4. 数兼濡

（1）数濡而按之虚弱无力者。数濡结合，数属热而濡主湿；按之虚弱无力，阳虚气衰可知，当以益气补中入手，俟气复则热自减，正气充则湿邪自化。

（2）数濡而按之弦滑有力者。数濡乃湿阻热郁，弦滑为痰热蕴蓄，是有余之邪，属于实火郁热，治之当从化湿祛痰，开郁泄热入手。

（3）数濡按之弦细而滑者。数濡多为阳虚有热，或是湿热蕴郁；弦细属阴伤血少，滑脉是阴中之阳，是阴类之病而属有余之疾。如痰浊郁热互阻，治疗当用清湿热、化痰浊兼顾其阴等方法。

（4）数濡沉取滑实者。濡数同见，为湿郁有热之症，滑实为痰食积滞不化，若舌黄且厚，胸腹胀满，当以攻坚破积导滞治之。

5. 数兼虚

（1）数虚而按之弱微无力者。数虚是体虚有热，阳气不足；按之弱微无力，是阳虚气弱较重，虽有虚热，治之当从补正入手。

（2）数虚而弦细小滑力弱者。数为热象，虚属气虚，弦细乃阴伤血少，小滑互见为痰湿相结，脉来力弱是正气大虚。这种脉象是血虚阴伤，中阳不足，痰滞不化，虚热上扰之象，治之当泄虚热、化痰滞，少佐扶正。

（3）数虚按之弦细有力者。数虚属阳不足而内有蕴热，按之弦细有力是阴不足阳有余，虚热化火，火热炽盛，阴虚阳亢的表现。先以泄虚热、和阴养血为本。观其脉色徐缓图之。

（4）数虚而沉取弦实有力，舌苔黄厚，舌质红绛，舌形偏瘦，似有舌纹偏老者。此阴虚热盛，食滞化火，体质强实，可能病延略久，气分也虚。此时，必须急下折热，俟通便后，再以益气之品服之，防其脱变。

6. 数兼细

（1）数细而弦滑力弱者。数则主热，细为血虚，弦乃郁象，滑脉主痰，力弱者属气分不足，此为血虚内有痰热，气分不足，或为湿邪留恋不化，再从舌象确定治之。

（2）数细而沉取濡软者。数细为阴伤血少，沉取濡软是气分之虚，理当益气补虚，兼和阴折热。

（3）数细按之虚弱无力者。数细之脉为血少精伤，虚弱无力主阳虚气弱。此阴阳两不足之象，用益气补阳，甘寒育阴。一方两法，合而治之。

（4）数细而按之细弦如丝，沉取力弱者。此阴伤血少，虚热灼阴，久则阳气也亏，先用养血育阴折热之法，俟热减，再酌加益气之品。

7. 数兼弦

（1）数弦而细，按之搏指有力者。数为热象，弦则主郁，细为阴伤血少，此血虚肝郁，郁久化热；沉取按之搏指有力，实为郁热化火，当以泄有余为主。若是阴虚灼热，酌情以滋化入手。切不可用甘温，防其助热。

（2）数弦而滑，沉取滑实者。数弦为郁热，滑脉为痰，沉取滑实，说明有热属实。观其舌证，当以清热化痰为主，宜先祛实邪。

（3）数弦而疾，按之虚濡者。数主热，弦为郁，疾乃热极；今按之虚濡，此为中虚之脉，或虚实殊难一论。虚热正气不支，理当从补正入手；如属实热则酌用清法；如属郁结，气机不调，酌用调之。必须以舌、色、证互参，再辨证治之。

（4）数弦而疾，按之小滑比较有力者。此多为郁热已极，今按之小滑，比较有力，此多实热，为有余之象，治之当以泄虚热为主，不可专以补正。

8. 数兼滑

（1）数滑而浮者。数则为热，滑脉主痰，为正气旺盛，浮主表邪，多为外感。此风热邪气犯卫，病在表分，当疏表清解风热。

（2）数滑而沉弦者。数滑为痰热偏实，沉则主里，数属内热，弦乃郁象。此为内热痰浊互阻，治之当清痰热以泄内火。

（3）数滑而弦且力弱者。数滑而弦，多为痰火郁热，脉来力弱，是正气不足，当考虑化湿或益气，细审舌、色，再作决定。

（4）数滑而弦有力者。弦滑数乃郁、痰、火互阻不化之象，脉来有力多为有余。若舌红、口干、心烦等兼症见时，当以清肝热、化痰浊，先治其标热。

（5）数滑而濡弱者。滑数为痰火之象，濡弱乃正虚或主湿邪阻遏。观其舌象，湿多则舌白，热多则舌质红，气弱则舌胖、腻润、舌体嫩而色淡。用药理当先治标热，缓以化湿，再用益气补正。切不可先补正而后泄热，防其邪热化火而增重病情。

9. 数兼实

（1）数实而滑者。数实是实火热郁，有余之病；滑脉主痰，若舌白苔腻质红垢厚，大便秘结，当以清化痰热兼以导滞通腑。

（2）数实而滑按之有力者。此实热与痰浊互阻；脉来按之有力，更说明是火热蕴郁之象，舌多黄厚质红且干，若便秘溲黄，理当用泄热化痰方法。

（3）数实而弦滑者。数实为实火蕴热，弦滑多为肝热痰浊互阻，此肝胆蕴热夹有痰浊，当用清化痰浊之法。

（4）数实而弦硬者。数实是实火，弦硬为阴伤。此实火灼阴，胃气受损，当以清热泄火，育阴为治。

10. 数兼动

（1）数动而滑者。数脉为热，动则主胎，一般称动为阴阳相搏，多主妊娠，或为痰饮内停。痰饮内停者，按治痰饮法治之。

（2）数动而濡弱，按之无力者。若此脉见于妇人停经之后，多主妊娠气弱，或为心虚阳衰、心慌怔忡，可用益气养心之法。

（3）数动而弦者。弦则为郁，又主水饮，今数动弦结合，若非妊娠，即为水饮上犯、水气凌心之证，可用逐饮方法。

动　脉

〔定义与形象〕

动脉，是数而兼紧、兼滑、兼短的一种脉象。这种脉的搏动，无头无尾，如豆大，转转动摇，浮取似滑似数，沉取则短暂不稳，似有晃摇的征象。这是阴阳相搏的表现，凡是阴盛于阳，阴居阳位，而成阴阳相搏之势者，则寸脉动。若是阳胜于阴，阳居阴位，阴阳相搏，则尺脉动。所以说，阳胜于阴则尺脉动，阴胜于阳则寸脉动。若是中阳不足，痰浊蕴热阻于中焦，故关脉动。

〔近似脉鉴别〕

紧脉：紧脉的形象是脉搏往来如绳索搏动，弹人手。有紧象、颤、抖的感觉。

疾脉：疾脉是脉搏往来疾速，一息七、八至以上，比数脉还快。

数脉：数脉是一呼一吸脉行六至。

促脉：促脉是脉搏流动较快，有歇止，歇止后复来。

〔文献选录〕

《金匮要略·血痹虚劳病脉证并治》："脉得诸芤动微紧，男子失精，女子梦交。"

〔动脉主病〕

李时珍在《濒湖脉学》中说："手少阴脉动甚者妊子也。"又说：动脉主"男子亡精，女子崩"。李时珍认为动脉的形成是："动脉本是阴阳搏，虚者摇兮胜者安。"动脉本身是阴阳相搏的表现，凡阴胜则阳病，寸部动。阳胜于阴则尺脉动。痰浊蕴热互阻中焦则关脉动。若手少阴脉动甚，在妇人是妊娠的脉象。当然，还必须根据其他方面的改变，如舌象、症状等再做最后诊断。大抵是：胜者客于病位，邪实克于虚位，才能出现动脉。"女子崩"，也是由于暴怒之后，络脉胞宫受热迫而成之血液忽然大下。

〔动脉兼脉〕

1. 动兼滑

（1）动兼滑，按之细数者。动滑并见，多为痰浊互阻，数脉主热，细为阴伤。总之，此为痰浊蕴热互阻之象，本为血少阴伤，虚热未退，治之当先以清化痰浊方法。

（2）动兼滑而沉取有力者。动滑并见，属于痰浊蕴热，今按之有力为实火痰热互阻之象，用清化痰浊方法。

（3）动兼滑而沉取无力者。动兼滑多为痰浊蕴阻，沉取无力为气分虚弱。如舌淡胖润，心慌气短，当考虑为气分不足，可用益气补心安神方法。

（4）动兼滑而沉濡且缓者。这是属于心阳不足，气分又虚之证，虽有痰浊中阻，也有阳虚气弱的一面；若是妊娠，也属正虚，当以益气养血为法。或用培补之品。

2. 动兼细

（1）动兼细弱无力者。动为阴阳相搏，细为血少阴伤，弱乃阳气不足，结合看来，此动脉的形成是由于气血不足引起，全是正气过衰，治之当从补正入手。

（2）动兼细弦滑数者。动脉所见部位，决定病邪的所在，细弦滑数是阴伤有热，虽然动脉出现，但仍应以治疗阴虚血少、郁热上亢为主。

（3）动兼细滑有力者。动的部位，决定病邪所客；细滑为阴虚有痰，有力乃邪气有余，这说明是阴伤痰热所犯，治之当以祛痰热为主。

（4）动兼细滑无力者。动脉主阴阳相搏，细滑为阴虚有痰，无力乃阳气不足；如舌胖腻滑润，证属阳气不足，可用益气温阳为主；若舌瘦质红，心烦口干，亢热明显时，仍宜和阴折热。

3. 动兼弦

（1）动兼弦滑细数者。动乃阴阳相搏；弦滑细数，确是血虚阴伤，虚热化火。如怀孕可按胎火治疗，一般可用育阴泄热、少佐化痰方法。

（2）动兼弦滑有力者。动兼弦滑为痰浊蕴热互阻之象，应根据动脉部位来确定主客情况。今诊脉来有力，为实火郁热之象，当以泄化痰浊方法。

（3）动兼弦滑，按之濡软力弱者。动而弦滑若非怀孕，多是痰热互阻之征，治之当以祛痰热方法。今诊脉来濡软，按之力弱，此属中阳不足，气分又虚，可用益气方法兼治痰浊。

（4）动兼弦滑且细者。弦滑且细是血虚阴伤为主，今动脉为郁热夹痰所致。若为妊娠胎热，当治胎热；若是痰浊化热，宜先治痰浊；皆当兼以养血育阴方法。

4. 动兼数

（1）动兼数按之弦滑有神者。动兼数似为妊娠胎热，弦滑有神更属怀孕之征。若非女子停经，则当考虑痰浊蕴热，治宜清化痰浊为务。

（2）动数且弦滑有力者。此脉在妇女生育年龄时当考虑妊娠，弦滑有力又似胎热或痰火上扰，治之当以清火泄热为先。

（3）动数虚濡，按之弱而无力者。动数似妊娠，虚濡属气虚，若非妇女孕育，当从痰湿论治。按之弱而无力，确为阳虚气衰，当以补正入手。

（4）动数弦细，沉取无力。动数不外妊娠或痰阻，弦细实乃肝郁阴伤之象，沉取无力是阳虚气分不足的表现，治之当从补法。

5. 动兼濡

（1）动兼濡而按之弦细者。动濡相合，多为妊娠气分不足，或属气虚湿痰中阻，按之弦细，说明阴伤血少，应结合舌诊再决定治疗方法。

（2）动兼濡而沉取弦滑者。动濡相兼是湿痰中阻，气分又虚，今沉取弦滑是为偏实之象，仍需细致参阅舌证，再行辨证施治。

（3）动兼濡而沉取虚弱无力者。动濡互见，湿阻气衰，若是妊娠，也属正虚。沉取虚弱无力，确是属于阳虚不足，当用益气补血，或养血安胎方法。

（4）动兼濡而沉取滑数者。动濡是妊娠气虚或妊娠湿阻，可用益气补正方法。沉取滑数，热之象也，参考舌证，酌情加用泄热之品。

6. 动兼虚

（1）动兼虚而按之略弦数者。动虚合见，多属虚人妊娠，又可见于中虚停痰或心虚惊悸不安。略有弦数，似当从郁热考虑，可用补正兼以祛热方法。

（2）动兼虚，沉取弱而无力者。动虚相见，确为中虚停痰，或阳虚妊娠，参考舌证，当从补正入手。即为中虚停痰，也须补正之后，再行祛痰。

（3）动兼虚而沉取弦细者。动虚多是虚人怀孕，或是阳气不足，心悸怔忡；弦细确是血少阴伤，当用养血益气方法。

（4）动兼虚而沉取小滑者。动虚与小滑结合，确像妇人中虚妊娠，可用益气补中，养胎之法。

疾　脉

〔定义与形象〕

疾脉，是脉往来疾速，一息七八至。它的特点是细小而快，比一息六至的数脉还快。给人指下的感觉是无神、摇晃、不稳定等。是属于偏正气不足（虚证）的一种脉，但有时是虚中夹热，或虚中夹痰。所以古人说它是"阳极阴竭，元气将脱"。疾脉见于久病气血亏损的人，其脉虚软无力，按之若有若无，这确是元气将脱的危象；但见于新病，或是一般病的患者，按之或沉取比较有力，那就要细审病因，从本治疗，不可以认为是虚证或危象，有可能是郁热或精神一时紧张的结果。

〔近似脉鉴别〕

数脉：数脉是一息脉行六至。

促脉：促脉是脉来急数有歇止。

动脉：动脉是数而兼紧、兼滑、兼短的一种脉。

紧脉：紧脉脉搏往来有力，左右弹人手。

〔文献选录〕

《伤寒论·辨阳明病脉证并治》："阳明病，谵语发潮热，脉滑而疾者，小承气汤主之。"

〔疾脉主病〕

李时珍说："疾脉是阳极阴竭，元气将脱。"这说明疾脉属偏虚的脉象。脉来凡属力弱、无神、摇晃不稳等，多是虚证。若沉取带有弦滑之象，此为热郁内伏，仍应以开郁泄其标热为主，俟热郁解后，再以养血和阴，折其虚热。当然，仍需详诊其他的情况，辨明病机，切不可单纯用补法或泻法。

〔疾脉兼脉〕

1. 疾兼虚

（1）疾兼虚，按之、沉取皆微弱无力者。疾兼虚是因阳虚气弱而脉来七八至以上；按之、沉取脉亦微弱无力，说明正虚气衰无疑，必须用益气补正方法治疗。

（2）疾兼虚，沉取濡软力弱者。疾虚并见，当然属于阳虚气弱，但沉取濡软力弱，说明又有湿郁，治疗当以化湿为法。

（3）疾兼虚，沉取弦细力弱者。疾虚之脉属于阳虚气弱，可是沉取弦细，说明阴伤血少，治疗当从养血育阴入手，不可单用补阳之品。

（4）疾兼虚，沉取弦细小滑者。疾虚之脉，阳气不足，可是沉取弦细小滑，此为血少阴分不足，内含热象，当以养血育阴为主，不可以专用补阳，防其热多而阴更伤也。

2. 疾兼细

（1）疾兼细，按之弦滑略有力者。疾脉乃阳极阴竭之脉；疾脉兼细，说明是以阴不足为主；弦滑有力，是热郁于内，治之当以泄虚热，再和阴分。

（2）疾兼细，按之小弦略滑者。疾细同见，是血虚而阳亢，阴分又衰，沉取小弦略滑，是热郁于内，虽属虚证，仍当考虑郁热。治疗时必须先治标热，缓图补养。

（3）疾兼细，沉取虚微若无者。疾为阳极阴竭，细乃血少阴伤，沉取虚微若无确是阳虚气分不足为主，当用补中气之法。

（4）疾兼细促似滑者。疾细相见，血虚为本，虚热夹痰或有形之邪阻于络脉，故见促象且滑。治疗时，当先清化痰浊，祛其有余之邪，若有不足，再行扶正，缓治其本。

3. 疾兼弦

（1）疾兼弦细而滑，按之略有力者。疾主阳极阴竭，弦主血少阴衰，脏失涵养，血不涵木必见细弦。细为脏阴之亏，滑则主痰又主宿食，有力者非是虚证。此脉是在血少阴伤、阳极阴竭的基础上，蕴有实邪，为有余，故治疗必先去实，俟热解实祛，再行补正。

（2）疾兼弦而沉取濡软者。此脉是肝经郁结，湿阻不化，中阳受伤，先用宣郁化湿，再议补正，分途调理。

（3）疾兼弦而沉取虚弱无力者。疾脉多是不足，弦乃郁象；今沉取虚弱无力，是正虚根蒂不足，用填补下元方法。

（4）疾兼弦而轻取似革者。疾弦同见，说明以阴伤血少为主。当然，血分又虚，正气不足，因为血虚气衰过度，呈现革脉，用益气养血方法。革脉是血虚已极之象，预后多属不良。

4. 疾兼滑

（1）疾兼滑细弦有力者。疾多阳极而阴分不足，滑者为痰，细弦乃血虚肝郁，有力者邪之盛也。总的看来，在阳虚极而阴不足的基础上，肝郁而痰浊化热，必须先解决有余之邪，再议补正。

（2）疾兼滑细小而力弱，移时则迟缓无力，一息三至，快慢不定，心烦急躁者。此脉不能以正虚论，仍当考虑郁热有痰。治之当审舌、色、证，仔细辨认为妥。

（3）疾兼滑两关独旺者。疾滑并见，即虚而有热，关脉独盛，乃肝脾不和。泄肝热、调脾土，必当兼治。俟热泄痰祛，再行补正。

（4）疾兼滑濡弱带弦者。疾滑相合，按之无力，多为阴阳两衰，痰浊中阻。濡弱带弦，此为湿阻热郁，虚热上扰。用化湿郁兼以泄热，补正气少佐养血。

（5）疾兼滑，沉取虚弱无力者。疾为阳极阴竭真寒假热，沉取虚弱无力，确实是虚极。必须急急补正，俟气复则正安。

促　脉

〔定义与形象〕

促脉，是脉搏流动较快，时常有歇止。李时珍认为，这种脉主要是由于三焦火炽，郁积留滞的结果。凡属气、血、痰、饮、食等有形之物，阻碍经络，使气血流通不畅，都可出现促脉。当然也要考虑到心气不足，心阳衰竭等属虚的疾病。

〔近似脉鉴别〕

疾脉：疾脉是脉搏往来疾速，一息超过七、八至。这种脉是在细小的基础上形成的。

紧脉：紧脉脉搏往来有力，左右弹人手，好像绳子颤动（抖）的样子。

动脉：动脉是数脉而兼紧、兼滑、兼短的一种脉象。如豆大，转转动摇。

数脉：数脉是一呼一吸脉行六至。

〔文献选录〕

《伤寒论·辨太阳病脉证并治上》："太阳病，下之后，脉促胸满者，桂枝去芍药汤主之。"

《伤寒论·辨太阳病脉证并治上》："太阳病桂枝证，医反下之，利遂不止，脉促者，表未解也，喘而汗出者，葛根黄芩黄连汤主之。"

〔促脉主病〕

促脉是脉搏流动较快，且有歇止的一种脉象，其形成原因很多。古人认为：凡是气、血、痰、饮、食等阻滞经络、妨碍气血流通都可出现促脉；三焦火热，郁积留滞也能形成促脉；若因表邪不解，而反用下药，影响宣解，中气受戕，也可出现促脉；但心气不足、心阳不振等也会导致出现促脉。应当详审，不可草率诊断。

除正气不足，痰食积滞阻遏气机，阳气不通，表遏不宣，中气受戕等可出现促脉之外，若新感与旧疾结合起来，即本有正气不足，又着新感误下，一时循环受阻，也能发生促脉。见此脉必须参考舌象、色及临床症状细审互参。

〔促脉兼脉〕

1. 促兼滑

（1）促兼滑，按之弦细较有力者。数而时止名为促；滑则主痰及宿食有余之邪；弦细者为血少阴伤，虚热化火；按之较为有力，说明是有余热邪。总之，此为痰热内蕴，血少阴伤，肝阳过亢，治之当以先祛标热，再以养血育阴调之。

（2）促兼滑，沉取虚弱无力者。促滑相见，是痰浊蕴热互阻，今沉取虚弱无力，乃气分不足，中阳又虚，当以先治标热，缓图益气补正。

（3）促兼滑，沉取濡软者。促滑确为痰热郁结，濡软是湿阻中阳，气分不足之象，可先治其湿郁，俟湿去热除再行化痰。

（4）促兼滑，沉取寸脉动短如豆者。促滑本是痰浊郁阻，寸脉动短如豆是少阴动脉之象，乃妊娠之常脉。若非妊娠，必是痰热交阻膈上，当先治上焦之痰热。

2. 促兼弦

（1）促兼弦细小滑者。促为气、血、痰、饮、食等有形之邪阻滞不畅，弦脉多为郁象，细为血少阴伤，小滑多是阴伤停饮，当以疏郁兼化其痰饮。若舌苔垢厚当以导滞，俟邪祛再行补其不足。

（2）促兼弦，沉取滑实有力者。促弦是郁热夹有形之邪，沉取滑实有力确为停痰、停饮、停食之重者，当以清化痰浊兼以导滞。

（3）促兼弦，沉取虚弱无力者。促弦为郁热之象，虚弱为心气不足，中阳又虚，可先治郁热痰食，再在扶正的基础上加化痰导滞之品。

（4）促兼弦，按之濡滑软者。促弦为郁热之象，或表邪未解，误下伤正；濡滑乃湿邪阻遏正气，治疗必当疏其表闭，升其中阳，化其湿阻，少佐扶正。

3. 促兼细

（1）促兼细弦小滑者。此血少阴伤之体，细为血少，弦乃郁象，小滑为有形之邪。促主热郁或为气、血、痰、饮、食之停滞。本为郁热挟有停痰、停饮、停食、积滞等。故先祛其邪，再行养血育阴。

（2）促兼细弦力弱者。细主血少，脏阴不足，弦乃郁象，力弱者中阳不足，促乃热郁积滞阻遏气机。当以养血益气，开郁化痰兼以导滞。

（3）促兼细，按之力弱者。促为痰热有形之邪，细为阴伤，弱乃气衰；按之无力，说明气虚之极。当以养血益气为主，俟气血复，再行调理气机。

（4）促兼细而沉取虚弱若无者。沉取虚弱若无，确是正虚气衰中阳不足，心气又弱。细为阴伤血少，促乃热郁气机不畅。当益气为主，养血为次，俟气血复则病自愈。

4. 促兼虚

（1）促兼虚而沉取弦细者。促为热郁痰食积滞，虚乃中气不足；沉取（实质）弦细，说明阴伤为主。此血虚肝郁为本，中气不足，郁热为标。当从育阴解郁为先，后议补正导滞。

（2）促兼虚而按之弦滑者。促虚并见为气虚痰食郁热互阻，按之弦滑乃郁热有形之邪阻滞气机，当先治其标热与实邪，再议补气助正。

（3）促兼虚，沉取小滑有力者。促虚并见，且小滑有力，说明病邪是以停痰、停饮等为主，郁热气分不足是标。治疗必须先祛其邪，再折其热，后议益气，或同时并行。

（4）促兼虚，按之濡滑者。促虚为热郁气分，中气又虚，濡滑乃湿阻之象。治疗本病，必先治湿，俟湿解，再清热，热祛再扶正。可兼顾，但不可先补，恐将郁热补之于里，病无愈期矣。

虚　脉

虚脉，是主气虚阳不足一类的疾病。舌、色、证各方面全需密切配合，仍需听其主诉病情，再决定治疗方案。

虚　脉

〔定义与形象〕

虚脉，是指中阳不足，元气大伤。脉形是在大软的基础上，出现脉动似慢似缓之象。若指下稍加重按，即全然无力。所以说，有指下明显豁然空洞的感觉。

虚脉是代表阳虚气弱的一种脉象，如伤元气之后，早期必见洪濡的脉象，后期由于阳气过虚，即见虚脉。《脉经》说：迟大而软，按之无力，隐指豁豁然空。

〔近似脉鉴别〕

弱脉：弱脉比虚脉要沉细一些，而非言其如细线之细，是较之虚脉的大软之形而言。所以说"弱乃软之沉者"《脉经》记载："极软而沉细，按之乃得，举手无有。"

微脉：微脉脉象极细，并极为软弱，按之细弱欲绝。

散脉：散脉涣散不收，脉来浮大无伦，搏动极不整齐。多在久病危笃时见此脉。

革脉：革脉是在浮部见弦急，状如鼓皮。如加力按之即无。

代脉：代脉是脉搏出现有定数的停跳。一为元气亏损，一为有形之邪阻碍脉络。

短脉：短脉脉形是上不满寸，下不满尺，两头缩缩的一种脉象。

〔文献选录〕

《金匮要略·血痹虚劳病脉证并治》："夫男子平人脉大为劳，极虚亦为劳。"

《金匮要略·痰饮咳嗽病脉证并治》："久咳数岁，其脉弱者可治，实大数者死，其脉虚者必苦冒，其人本有支饮在胸中故也，治属饮家。"

上述两条均说明虚脉是病人体质极虚，中阳不足的表现。

〔虚脉主病〕

虚脉主阳虚气弱，中阳不足，但若虚脉见于两寸，则多为心肺气虚，主怔忡、惊悸之类的疾病。阴虚劳损，脉应细小带弦，由于久病体弱，忽见虚脉，是阴伤已极，阳气将脱，必须急用养营益气方法，以防脱变。

〔虚脉兼脉〕

1. 虚兼芤

（1）虚兼芤，沉取滑实者。虚芤相合，多是大失血后中阳又虚。沉取滑实，说明内郁实邪，当详细参考舌、证，可先祛邪，佐用补正。

（2）虚兼芤，按之弦细略数者。虚芤同见，为失血之后中气大伤；按之弦细略数，为阴伤热郁，虚热上扰。当先滋养阴分，泄其虚热。

（3）虚兼芤，按之滑动有力者。虚芤兼见，为失血后中阳不足；按之滑动无力，知是中虚气弱，心阳不足，证见惊悸怔忡。重在养心安神兼益中气。

（4）虚兼芤，沉取微弱无力者。虚为阳虚气弱，芤主骤然失血；沉取微弱无力，说明正气大衰，阳气又伤。当急用益气补中以回其阳，防其意外，余缓图之。

2. 虚兼缓

（1）虚兼缓，沉取濡滑有神者。虚缓兼见，阳虚气衰可知。沉取濡滑有神，确为湿阻气机所致。若舌腻苔滑质红，必先治其湿热，俟湿热祛，再行益气温阳。

（2）虚兼缓，按之弦滑者。虚兼缓沉取无力，是正虚气衰。今按之弦滑，是热郁于内，或热郁不解而正气大虚，可先治其郁热，再行补正。

（3）虚兼缓，按之细弦滑者。虚缓合见，总有阳虚气衰一面；今按之细弦滑，此为阴伤郁热，当从育阴折热入手，俟阴复再行补阳。但在开始用甘温益气药时，一定观察舌象、脉象，防止再伤阴分。

（4）虚兼缓，沉取弱微无力者。虚脉乃阳虚气弱，缓则主风或湿，或脾阳不足等一类疾病。沉取弱微无力，此确是阳虚气分极弱，必须以补正为主。

3. 虚兼濡

（1）虚兼濡，沉取细弦小急者。虚主阳虚气弱，濡乃湿阻，气分受困。沉取细弦小急，说明本病实质是阴虚且郁，似有化热之机，治疗时当考虑化热之变，不可一味甘温益气。

（2）虚兼濡，沉取细弦者。虚脉与濡脉合见，是气分不足，或因湿阻气机。沉取细弦，又主阴伤血少，用药不能单一看在虚濡部分，要考虑到细弦的脉，否则化热增重。

（3）虚兼濡，按之小滑者。此脉乃有邪未解，内有停痰聚饮，必须先治病邪，后议治虚。

（4）虚兼濡，按之微弱无力者。虚是阳虚，濡乃湿郁，皆碍气机升降，中阳不足。今按之微弱无力，确是阳虚气弱已极，必急用补法以益中气，防其脱变。

4. 虚兼微

（1）虚兼微，按之若无者。虚为阳虚，微为气衰，皆中阳元真不足。按之若无是虚中之虚，急以益气补中，以防因虚致脱。

（2）虚兼微，按之弦细如丝者。虚微之脉，乃阳微气虚较重。按之弦细如丝，说明阴伤已极，阳气将脱。可用益阳气，固本元，兼顾阴之法。

（3）虚兼微，沉取小滑者。虚微乃阳气虚衰，沉取小滑似元真不足，根蒂尚存。当须阴阳两顾。

（4）虚兼微，短缩不足，尺部若无者。虚微乃阳虚而气将脱，两尺短缩若无实属命门根蒂不固。急以温命火、补下元兼益中气。

5. 虚兼代

（1）虚兼代，沉取小滑者。虚主正虚，代脉多是正气不足，也可能有气血痰饮结滞于中。沉取小滑，说明有实与热，必须细参舌证，辨证论治。

（2）虚兼代，按之濡滑者。虚代并见，多是不足，正气不能支持，按之濡滑乃湿郁之象。本病当先治湿，俟湿祛则再行补正。

（3）虚兼代，沉取弦细者。虚代虽是阳虚，但沉取弦细乃血少阴伤之象。必当先治其血虚阴伤，再议补阳。

弱　脉

〔定义与形象〕

弱脉，沉软而又比较沉细。这个细不是像细脉那样细如线，而是说弱脉的脉形不宽，比较细软一些，轻取摸不着，必须重按才能切得。所以说，弱乃软之沉者，弱主筋，沉主骨。《脉经》认为弱脉的形象是"极软而沉细，按之乃得，举手无有"。

〔近似脉鉴别〕

细脉：细脉是指下虽感觉到细小如丝，但始终能明显地摸着。

微脉：微脉是指下按之细弱如欲绝，如用力再按，好像要断一样。

散脉：散脉发生于久病危重、虚阳欲脱之时，脉形浮大无伦，搏动极不整齐，似花瓣飘散而无根。

革脉：革脉脉来形如按鼓皮，两边有中间无。

短脉：短脉脉来上不满寸，下不满尺。

〔文献选录〕

《金匮要略·呕吐哕下利病脉证并治》："下利有微热而渴，脉弱者，今自愈。"

《金匮要略·呕吐哕下利病脉证并治》："呕而脉弱，小便复利，身有微热，见厥者难治，四逆汤主之。"

从文献中可以看出，弱脉是在偏于正虚较重的阶段出现，必须正复或寒解始可愈。

〔弱脉主病〕

弱脉主气虚阳衰，寸弱阳（心肺）虚，尺弱阴（肾）虚，关弱脾（胃）虚。

〔弱脉兼脉〕

1. 弱兼微

（1）弱兼微且短，按之无力者。弱为阳虚，微乃阳衰，元气大伤；短为不足，无力者正虚之极。弱微短缩无力，全是阳虚已极，急速补阳为要。

（2）弱兼微，重按已散者。弱微之脉，阳衰气虚，重按已散，说明正气大亏，已近阳脱气散。急用参附汤以抢救残阳，否则生命不保。

（3）弱兼微，沉取细弦若丝者。弱微合见，阳气衰微；沉取细弦若丝，此阴分已伤，不可过用甘温助阳，仍以顾阴复脉为主。

（4）弱兼微，沉取若无者。弱微兼见，沉取又若无，此气阳皆已衰竭，脱厥之变，即在瞬息。急救残阳，以防万一。

2. 弱兼濡

（1）弱兼濡，按之弦细小滑者。弱为阳虚，濡属湿阻，皆是气分受伤。今按之弦细小滑，弦则为郁，细小为阴伤血少，滑脉主有余之阴邪。此阴伤为本，阳虚气分不足。必须根据阴阳重轻，先后顾及，不可偏废。

（2）弱兼濡，沉取虚微若无者。弱濡之脉，阳气不足，沉取虚微若无，纯是阳虚气衰。治疗必当急急固本，可投大剂参附，以防脱变。

（3）弱兼濡，按之数而无神者。弱濡之脉，阳气衰微已极，数而无神，必是虚衰。阳欲亡脱，急急抢救，防其阴尽阳竭，厥脱在即。

（4）弱兼濡而迟缓且短者。弱、濡、迟、缓、短，全是阳气衰竭。若舌胖淡润，面色枯萎，虚脱即在目前，须急急益气补阳。若单用参附，恐难有济。必多施抢救，以挽生命。

3. 弱兼数

（1）弱兼数，沉取细弦且滑者。弱为阳虚气弱，数乃虚热上扰。沉取细弦且滑，此阴分本虚，血少阴分失养，阴虚热自生。可先用甘寒育阴折热之法。

（2）弱兼数，沉取虚数无根者。脉来弱数而沉取无根，是正虚而元气不足，治当先固元气，俟元气复酌情予以甘寒之品。

（3）弱兼数，时有停跳者。此脉也就是促而弱（数）者，若舌胖苔滑润，当以益气补中固本之法。

（4）弱兼数，时有缓迟者。弱为阳衰气损，数是虚热，根蒂不固；有时又发现缓迟，亦是阳虚气分不能固守之象。弱、数、迟、缓并见多是元阳不足，气分又虚，本当益气补阳，填补下元。若沉取仍是弦细且滑者，仍当考虑肝经郁热，以血少肝失涵养而致虚热上亢，不可不知。

4. 弱兼迟

（1）弱兼迟，沉取细弦且滑者。弱为阳虚，迟则主寒，弱迟合见，多是虚寒不足之证。今沉取又见细弦且滑，细为血少；弦则为郁，主痛；滑脉是痰，说明痰郁蕴热阻滞络脉而致气机不畅，故成是脉，治之宜祛其痰热，兼以养血，少佐益气。

（2）弱兼迟，沉取虚散无根者。弱迟为虚寒，沉取虚散无根是阳虚根蒂不固，用补阳益气方法以回阳补中。

（3）弱兼迟，而有时兼数，沉取弦滑者。弱迟者正虚且寒；沉取弦滑数，说明内蕴热、痰、郁、火等。治之不可以简单认虚用补，必须考虑热、痰、郁、火之有余邪气。

（4）弱兼迟，有时兼数，沉取微而若无者。这种脉证多考虑正虚不足，当以补正为主，仍需细察舌、色及其他症状。

微　脉

〔定义与形象〕

微脉，极软弱且极细，指下按之细弱欲绝，再用力按，好似柔软细弱欲断一样。它的脉形虽是细弱无力，可是比正常的细脉稍粗一些，也略薄一些。即指下似有似无，隐隐约约地可以摸到。所以李时珍称它为："轻微瀌瀌乎，如羹上肥。"意思是说微脉轻轻的像汤上的浮油一样。

〔近似脉鉴别〕

弱脉：弱脉是在沉软的基础上，比较沉细，即脉形不宽，比较细软一些。弱脉是软之沉者。

细脉：细脉在指下像一根线一样，尽管脉形细小，却始终能明显地摸着。

散脉：散脉脉形浮大无伦，搏动极不整齐，似花瓣飘散无根之貌。此久病危笃、虚阳欲脱之脉。

革脉：革脉状若鼓皮，浮而弦急，按之则空豁。

〔文献选录〕

《伤寒论·辨少阳病脉证并治》："少阳病，脉微不可发汗，亡阳故也。"

《伤寒论·辨少阳病脉证并治》："少阳病，下利清谷，里寒外热，手足厥逆，脉微欲绝，身反不恶寒者，其人面色赤，或腹痛，或干呕，或咽痛，或利止，脉不出者，通脉四逆汤主之。"

上述文献说明微脉是阳虚气将脱亡的脉象，常在阳气脱亡前的阶段出现，是疾病中预后最不好的一种脉象。

〔微脉主病〕

李时珍说："微主久虚血弱之病，阳微恶寒，阴微发热。"微脉主久病体弱，气血双亏，尤其是阳气虚极，多见于五劳、七伤、六极一类的虚极病人。

微脉形如若有若无，如羹上肥，都是指阳气虚微，即将脱亡。

〔微脉兼脉〕

1. 微兼细

（1）微兼细，按之有弦象者。微为阳微，气分大衰；细为血少，阴分又伤；弦则主郁、主痛，多为阴失涵养，阴损及阳。当用育阴固本方法。

（2）微兼细，按之有停止者。此脉主阳虚气弱，阴血不足，心阳衰微，故脉行时有停止现象。可用益气养心，温阳通脉方法。

（3）微兼细，按之若无者。微为阳微，细乃血少，阴阳两亏之极。按之若无，说明根蒂不固，实质太虚。当以固本填补，养血益气方法。

2. 微兼滑

（1）微兼滑，按之细弦略数者。微为阳微，滑则主痰；按之细弦略数，此阴分又伤，虚热化火，血少阴虚，虚热灼痰；体质阳虚，气分不足。益其气兼以化痰，泄虚热兼顾其阴。

（2）微兼滑，沉取虚弱无力者。微属阳微，滑则主痰，沉取微弱无力。当以益气为本，俟气复则痰化，正气渐足矣。

（3）微兼滑，按之若无者。微兼滑为阳虚而阴邪尚在，按之若无说明正气已伤。理当补正，仍须参考舌、证，斟酌施治。

3. 微兼散

（1）微兼散，沉取细弱若丝，尚有根者。此阳微将绝，虚脱在即，久病至此，难以挽生。然沉取细弱若丝且尚有根，此虽阴虚已极，而幸未离经，留得一分残阴在，保住一分残阳存。急急培本育阴，固脱回阳，冀其阴存则即不脱也。

（2）微兼散，按之全无者。此阴阳离绝，生命难复，虽参附亦难能挽回，必须多方设法抢救为要。

散　脉

〔定义与形象〕

散脉，是涣散不收，脉象浮大无伦，搏动极不整齐，好像是花瓣飘扬散落而无根一样。

〔近似脉鉴别〕

革脉：革脉在浮部弦急，像按着的鼓皮。

微脉：微脉极软弱，按之细弱如欲绝。

弱脉：弱脉沉软，按之细弱。

虚脉：虚脉脉来大软，流动较慢。

短脉：短脉脉来上不满寸，下不满尺，两头缩缩之貌。

〔文献选录〕

《温病条辨》："太阴温病，脉浮大而芤，汗大出，微喘，甚至鼻孔扇者，白虎加人参汤主之；脉若散大者，急用之，倍人参。"

〔散脉主病〕

李时珍说："左寸（散）怔忡右寸（散）汗，溢饮左关应软散，右关软散胕跗肿，散居两尺魂应断。"散脉是一种久病危重的脉象，因久病危重，气血极虚，阴阳欲脱之时，也就是心气衰竭，勉强能鼓动心脏的跳动，大有心跳接近停跳时出现的一种脉象。必须积极抢救，以护残阳，或可挽回生命。

〔散脉兼脉〕

1. 散兼微

（1）散兼微，沉取虚软若无者。散为阳欲脱而阴欲竭，势将阴阳离绝。微属阳微，气分大亏。沉取虚软若无，说明真阳也亏，可用大剂补中益气急救回阳方法治之。

（2）散兼微，按之细弦且滑者。散微同属阴阳将脱，沉取细弦且滑，属阴分尚存，根蒂充足。可从阴引阳，从阳引阴，势虽将脱，尚容一时调治。

2. 散兼革

（1）散兼革，按之滑濡者。散为阳气虚衰，革乃血虚已极

（本当沉细小弦，今反呈浮如鼓皮，是阴虚而反伤及阳），这是气虚将脱，血虚已极，当益气补虚。

（2）散兼革，沉取细弦且滑者。散革合见，气血两衰，病势增重；沉取细弦滑，纯属阴伤血少。当养阴益气，阴阳两求。

革　脉

〔定义与形象〕

革脉，是在浮部有弦急的感觉，好像是按着鼓皮似的，沉取若无。

〔近似脉鉴别〕

散脉：散脉涣散不收，浮大无伦，搏动得极不整齐。

微脉：微脉极软极弱，按之微细欲绝。

弱脉：弱脉沉软细弱。

虚脉：虚脉脉来大软，流动较慢。

短脉：短脉脉形上不满寸，下不满尺。

〔革脉主病〕

革脉是一种精血大伤之脉，多见于久病正气大伤，或产后失血过多，或崩漏日久之人。一般重病或重度虚弱之病人，以血虚为主时，常出现革脉。

〔革脉兼脉〕

1. 革兼弦

（1）革兼弦，按之细数者。革为精血大伤，弦乃血虚肝郁，均为阴伤血少已极，气分又属不足。按之细数，可断为阴伤血少，虚热内灼。宜用和阴折热为治，不可以单用甘温辛热之品。

（2）革兼弦，沉取濡弱者。革属精伤血少，弦则血虚阴伤。沉取濡弱，病似湿邪中阻，正气受伤。当以先治其湿郁，俟湿化郁解，再以益气养血，从本治疗。

（3）革兼弦，沉取若无者。革弦之脉，阴精大伤；沉取若无，元阳不足。益阴为本，补阳是标；急则当先补阳，缓则养血育阴。有此脉病势甚重，切勿轻视。

2. 革兼细

（1）革兼细，按之弦滑数者。革脉如鼓皮，此血虚之极；细为阴伤；按之弦滑略数，是郁热与痰浊互阻于内。治疗时先祛痰浊郁热，再以养血益气。

（2）革兼细，沉取濡软兼弱者。革细相兼，血少气衰已极；沉取濡软虚弱，乃阳虚气衰，必须积极补阳，益气固本。

（3）革兼细，按之微弱若无者。革脉兼细，说明血虚气衰；按之微弱，乃阳虚无根。若见本脉，势将虚脱而亡。治之必须积极抢救，以防不测。

3. 革兼滑

（1）革兼滑，按之细弦略数者。革为血虚已极，滑脉是痰，濡软者非湿即为气分不足，力弱说明阳虚中气不足。治之宜以先补中阳兼以养血，防其病情增重。

（2）革兼滑，按之细弦略数者。革滑相见，是血虚较重，然属胃气尚存；按之细弦略数，是血少阴伤，虚热化火之象。用一般养血助气即可，少佐育阴泄热之法。

（3）革兼滑，沉取虚弱若无者。革滑相见，是血虚，胃气尚存；沉取虚弱若无，此实质中阳大虚，根蒂不固。当益气补虚，养血育阴。

代　脉

〔定义与形象〕

代脉，是脉搏有定数的缺跳一次。一般认为是气血不足的表现，也可由元阳亏损导致。临证还需多方考虑，也可能有其他原因，不可不知。

〔近似脉鉴别〕

促脉：促脉是数而时一止。

结脉：结脉是缓而时一止。

散脉：散脉是涣散不收，脉象浮大无伦，搏动极不整齐。

〔文献选录〕

《伤寒论·辨太阳病脉证并治》："伤寒脉结代，心动悸，炙甘草汤主之。"

〔代脉主病〕

代脉主病可分为两部分。一为偏虚：多为气血不足，元阳亏损；心肾阳虚，心气不足，或血少心阴失养。二为偏于结滞：如气、血、痰、饮、食的阻滞，妨碍血液循环。当然，新病多考虑实，久病多考虑虚，还应以舌苔、症状、面色等作为辨证的重要依据。

〔代脉兼脉〕

1. 代兼细

（1）代兼细，按之微弱无力者。代主心阳不足，细为血少阴伤，全属虚弱不足之象。微弱乃阳虚气弱，无力为虚弱之极。必须从补阳益气入手，俟气复阳充，代象即减。

（2）代兼细，按之弦急而劲者。代脉为心阳不足，细乃血少阴伤。弦急而劲，血少失于涵养之象；血少阴虚，虚热化火，故脉细弦而较有力。治疗必当先以养阴折热，缓图益气补中。

（3）代兼细，沉取弦滑而实者。此脉为痰、食、积滞等有形之邪阻于络脉，脉道受阻所致，必须用化痰导滞方法。俟痰祛积化，络脉通调，即恢复正常。

（4）代兼细，沉取涩滞者。这种代细结合，是由于气分滞涩，或气分郁结而成。因为脉象沉取滞涩，说明实质是气分郁滞，所以这种代细脉象根在气郁。治疗仍当先调气分郁滞，俟郁结解则从本治之。

2. 代兼弦

（1）代兼弦滑，沉取较实者。代脉兼见弦滑是为痰热、食滞、热郁于内，多为偏实之征。今沉取较实，说明属于积滞停留之象，当从痰食积滞入手治疗。

（2）代兼弦细，沉取小滑，急躁不宁者。代兼弦细为肝郁阴伤，小滑急躁不安是郁热阻滞络脉。治疗必须以清肝热、开郁结为主。

（3）代兼弦而沉取濡软，弱且短缩者。代脉多为脏器之亏，弦脉主郁主痛；沉取濡软短缩，全是真阳不足，根蒂不固。治疗当以填补下元，益气助阳为主。

（4）代兼弦细，按之如丝者。弦细结合，是阴伤血少，心阴不足；脉成代象，按之如丝，是形容弦细无胃气之弦硬（坏）脉。治之仍需养血育阴，从本治疗。

3. 代兼濡

（1）代兼濡软，按之虚弱，沉取若无者。代为脏气不足，濡软说明阳气又衰；按之虚弱，沉取若无，说明元气不足，中阳虚弱，根蒂不固，势将虚脱。临床遇此脉时，特当慎之，防其暴脱而亡。

（2）代兼濡弱，沉取弦滑且似有力者。代濡弱结合，是阳虚气衰，脏气不足；而沉取弦滑似有力，说明是内有痰食积滞阻于络脉。可用益气兼化痰导滞之法。

（3）代兼濡虚，沉取弦急而躁动不安者。代兼濡虚确是阳衰，沉取弦急而躁动不安是阴伤血少。可养阴补血而兼泄虚热。

（4）代兼濡而沉取弦细如丝者。代濡结合，必是阳虚气衰；弦细如丝，必是血少阴伤已极。先以养血育阴，再行益气，否则虚热化火，更属不易治疗。

4. 代兼滑

代滑且虚，沉取似微若无者。代滑虚结合，是痰湿气虚混合，当以先治痰湿。沉取似微若无，说明本质阳虚，气衰较重，仍需益气补中。

5. 代兼弱

（1）代兼弱，按之虚濡沉取无力者。代脉为脏气之衰，弱乃阳气又虚，按之虚濡为中气不足，沉取无力说明本质又亏。用益气补中，填其下元之法。

（2）代兼弱，按之小滑，沉取力弱者。代弱相合，中阳既虚，脏器亦属亏损；按之小滑属胃气尚有余；而沉取无力则是本质虚衰。当从补正入手。

（3）代兼弱，按之弦细，沉取略有力者。代弱相兼属阳虚而气不足，按之弦细乃血虚之象，沉取略有力说明根蒂尚固，目前仍属平稳。可随证治之。

（4）代兼弱，沉取弦细如丝且无力者。代弱结合，确是虚损；沉取弦细如丝，是本质血少阴伤。当从补血养阴治疗。

6. 代兼迟

（1）代兼迟缓，虚濡无力者。代为脏器不足，迟司脏病或为痼疾；缓为阳衰气弱，虚濡无力确为阳气不足。当补当温，以缓治为务。

（2）代兼迟，按之濡滑者。代迟多属虚寒不足；按之濡滑本为痰湿阻于气机。当以化湿通阳益气。

（3）代兼迟，沉取细弦而滑者。代迟多是虚证，细弦滑又似痰浊湿热互阻。当先以祛邪为主，用化痰浊之法，俟好转再议补正。

（4）代兼迟，沉取弦实者。代迟是阳气不得通畅，弦实属痰浊郁热偏实之象。当先治实，以祛其邪为主，后再议补。

7. 代兼数

（1）代兼数而弦滑有力者。代脉又主有形之邪阻遏络脉，数为热象，弦滑有力是有形之痰滞互阻不化。用消痰化滞，祛其有形之邪。

（2）代兼数且弦滑者。代数并见，多是痰食积滞阻碍络脉，蕴郁化热。当清化痰浊兼以泄热。

（3）代兼数，按之小滑不稳者。代数之脉属于脏气不足，虚热上扰。小滑不稳为正气不足。本不固则邪热不去，此时当从补正入手。

（4）代兼数，沉取虚弱若无者。代为脏气不足，数属虚热上扰。沉取虚弱若无，此实质阳虚为主。气衰阳虚，正气大亏，势将虚脱。急用益气填补方法，以固本为先。

短　脉

〔定义与形象〕

短脉，是脉来上不满寸，下不满尺，两头缩缩的一种脉象。又一方面是指脉来搏指但非常短暂。所以说，这种脉是应指而回。

〔近似脉鉴别〕

微脉：微脉极软弱，按之细弱如欲绝，但两头不短缩。

弱脉：弱脉是沉软，按之只是细弱无力，无两头短缩之貌。

虚脉：虚脉，是脉来在大、软的基础上按之无力，并没有两头短缩之感。

〔短脉主病〕

短脉，常见于气血不足的疾病，因为气血不足，所以脉不能满部。李时珍认为：浮短多为血涩，沉短多是胸中痞满。寸短多是阳虚，尺短多是阴虚。

短脉也有实证。短而滑数较有力者即是实证，属有余的脉象。一般主伤酒、伤食、湿热内盛的疾病。

〔短脉兼脉〕

1. 短兼弦

（1）短兼弦，按之滑而有力者。短为气血之虚，弦是内郁之象，滑则主痰，略有力属于偏实。此为血虚木郁，内有痰实之证。治之宜以开其郁兼以化痰，缓再补正。

（2）短兼弦而沉取滑数者。短弦合见，气血不足，肝木之郁；滑数者痰热之象。治之当先清化痰热，再议养血缓肝。

（3）短兼弦，按之虚弱无力者。短弦相兼，血气不足而肝经且郁；按之虚弱，说明实质是阴虚气分不足。治之宜用养血益气，从本治疗。

（4）短兼弦，沉取细弱若丝者。短弦相见，为血虚气衰木郁之象。沉取细弱如丝，为血虚已极。当以养血为主。若阳虚气衰较甚，可用益气养血之法。

2. 短兼滑

（1）短兼滑动，按之如豆状者。短滑动结合，近似妊娠之象。又有痰火郁热内阻，可用清化痰浊火郁且佐泄热之法。

（2）短兼滑，按之濡弱无力者。短为气血不足，滑脉是痰，濡弱为阳气又虚，此中虚之象也。当用补法。

（3）短兼滑，按之弦数者。短滑弦数同见，确是痰浊郁热互阻，当以清化痰浊。

（4）短兼滑，沉取虚弱无力者。短滑无力，中气大虚，是阳虚气衰之象，当以益气补中。

3. 短兼数

（1）短兼数，沉取滑实者。短为气血不足，数乃热象，食与积滞中阻，当先以祛邪为主。

（2）短兼数，按之濡滑者。短数乃虚而兼热之脉；按之濡滑，似内有湿邪痰滞阻碍。当以治湿化痰通络为主。

（3）短兼数，沉取虚弱无力者。短数相兼是虚中夹热；沉取虚而无力，确是阳虚气分不足。治虚兼顾其热，泄热照顾不足。

（4）短兼数，沉取若无者。短数乃虚热之象；沉取若无，是本质太虚，根蒂不固。当从补肺、益中、填下着手，仍需参合舌、色进行辨证论治，比较万全。

4. 短兼实

（1）短、实相兼而沉取弦滑者。短、实、弦、滑同见，为食、痰、蕴热互阻，理当先治其实。根据舌、色，随证调理。

（2）短兼实而按之濡滑者。短实而按之濡滑，全是湿郁痰浊蕴热互阻不化。当以化湿为主，祛痰泄热，佐使用之。

（3）短、实而沉取弦细者。短、实、弦、细共见，乃本虚而肝经郁热。短、实说明内有实热，沉取弦细示阴血不足且有肝郁。当和血育阴兼以泄热。

5. 短兼虚

（1）短兼虚，按之弦滑略数者。短、虚乃气血不足之脉，弦、滑略数多是痰热肝郁互阻之症。治之当以泄化痰浊蕴热为主。

（2）短虚而沉取细弦小数者。短为不足，虚为气弱；而沉取细弦小数，说明以阴虚热灼为本。此时不可单纯补阳益气，一定要考虑到阴虚热灼。

（3）短兼虚，按之濡软力弱者。虚短皆为不足，按之濡软力弱，本质上也是阳虚气衰。当予温阳益气补中之法。

（4）短兼虚而沉取虚弱若无者。短虚与虚弱若合见，此浮、中、按、沉四部全是若无，是阳虚气衰。必以益气补虚，温养命火。

6. 短兼细

（1）短兼细弦而滑，按之躁动不安者。短属不足之象，细为血虚，弦脉主郁，滑则为痰，按之躁动不安是说明本质为虚热内蕴，不可单纯考虑阳衰一个方面。

（2）短兼细，按之带弦沉取力弱者。短细并见，阴分不足；按之带弦，属实质血少阴伤，沉取力弱，阳也不足。用药时当从两个方面考虑。

（3）短兼细而按之濡弱者。短细阴分不足，按之濡弱说明实质是阳虚气衰。当以益气为主，兼顾阴分。

（4）短兼细而沉取若无者。短细为阴阳两衰，沉取若无说明阳虚已极。用益气补阳之法。

实　脉

实脉，是偏于有余的脉象，在浮、中、按、沉四部切之，均为既大而长，且带有弦象。临证要注意兼脉及舌、证等再行辨治。

实　脉

〔定义与形象〕

实脉，不论是浮取、中取、按取与沉取，脉象都是既大而长，带有些弦象，感觉到坚实、强而有力。《脉经》记载："实脉浮沉皆得，脉大而长，微弦，应指愊愊然。"给人以指下坚实有力的感觉。

〔近似脉鉴别〕

牢脉：牢脉似沉似伏，实大弦长。牢脉是在极沉的部位出现。它主沉寒里实的疾病。

长脉：长脉是上过寸脉，下过尺脉的一种不大不小、柔和均匀条达的脉象。

滑脉：滑脉似一颗一颗滚圆的珠子，在指下转动前滚，所以称它为"替替然如珠之应指"，"漉漉如欲脱"。

〔文献选录〕

《伤寒论·辨阴阳易瘥后劳复病脉证并治》："伤寒瘥以后，

更发热者，小柴胡汤主之。脉浮者，以汗解之；脉沉实者，以下解之。"

《金匮要略·妇人产后病脉证并治》："产后七八日，无太阳证，少腹坚痛，此恶露不尽，不大便，烦躁发热，切脉微实，再倍发热，日晡时烦躁者，不食，食则谵语，至夜即愈，宜大承气汤主之。"

〔实脉主病〕

凡痰火蕴结而成的发狂，或阳毒、伤食等，均属实火，都需要用攻腑涤痰方法。总的说来，属郁当发之，在里当攻之。凡是实火郁热，有余之疾，都能出现实脉，必须用泻法来治疗。但需注意，老年人之脉，脉形是弦直且劲，属无胃气之象，不能以实脉论处。

〔实脉兼脉〕

1. 实兼数

（1）实兼数而按之弦细者。实为邪实，数乃热象，按之弦细是本质血虚肝郁。脉象数实，为邪气有余，当以清肝热，泄邪实为先，后议补其血虚。

（2）实兼数而按之濡滑者。实数并见是热邪实火，按之濡滑则为湿邪有痰。不可只顾数实而纯用寒凉，必以先治湿痰为主。

（3）实兼数而沉取虚弱者。实数相兼，多为实火有余之邪。今沉取虚弱，乃本质不足，不可单从实火考虑，当以固虚为本。仍需参考舌、色、证，随证治之。

（4）实兼数，两关尤盛者。实数而两关独盛，是肝脾中焦之疾。一般以泻其有余，调和木土，从肝胃着手。若见舌苔垢厚，更应泻其有余。

2. 实兼弦

（1）实兼弦，中取似滑，按之弦细明显者。实弦而中取似滑是热郁夹痰，按之弦细为明显之阴虚血少，非属实邪有余。此时，一定要先养血柔肝，不可见实弦而即攻邪。

（2）弦实数，按之弦滑有力者。此脉说明浮、中、按、沉四部全是有余之病，可用攻泄方法，但也要参考舌、色、证等其他情况细推辨之。

（3）实兼弦而沉取濡软者。实弦并见，肝郁且热；沉濡且软，正气不足；可能由湿郁而导致肝热加重。当化湿益气，兼泄实热。

（4）实兼弦，中取略滑，沉则虚弱无力者。实弦并见，是热邪有余之象。沉取虚弱无力，是本质阳虚气弱。当予温阳益气补中之法。看其舌、色，如有出入，再详细审定。

3. 实兼滑

（1）实兼滑，按之弦实有力者。实为邪气实，滑则主痰食，是有形之邪。今按之弦实有力，弦乃木郁，实为邪实，有力者邪气有余，正气亦足。当从痰邪实，正气旺盛考虑。若老年久病，或脉道坚脆，应当注意防止厥变。

（2）实兼滑，按之弦细力弱者。实、滑都是邪气实的脉象，按之弦细力弱是阴分不足之象。应当考虑阴分不足，阳气有余。凡阴不足、阳有余者，当用泻南补北之法。

（3）实兼滑，沉取虚濡者。实、滑相兼，多是邪气有余，邪实之证。沉取虚弱无力，说明本质仍是气虚，不可专事攻泻，当考虑正气不足。阳气又虚，虚热上灼，可用补正祛邪，甘温除热益气等方法，以观其后。

4. 实兼细

（1）实兼细弦，按之略数者。实为邪气盛实，细为阴虚血少，弦则主郁，数乃热象。此为标实而本质阴虚血少、虚热上灼之象。用滋阴折热之法。

（2）实兼细弦，按之滑数者。实细弦按之滑数，说明阴虚血少，肝郁有热，虚热邪实。理当滋水制火，养血柔筋，以补阴为治。

（3）实细而弦，沉取牢而有力者。实细而弦，血少肝郁且热，邪气有余之象。沉取牢而有力，或为邪实，或为脉道坚脆。久病见此则属于胃气不足或无胃气，不可轻视。

（4）实细相兼，沉取虚弱若无者。实细乃阴不足，阴虚而阳亢。沉取虚弱若无，是血少气分又虚之象。当以养血益气为主。

5. 实兼迟

（1）实兼迟，按之弦滑而细者。迟司脏病或多痰，实为邪气实，滑而细是阴不足而痰浊郁热阻于络脉。可用化痰浊，泄郁热之法。

（2）实兼迟，按之弦滑有力者。实迟弦滑有力，为痰热积滞阻于胃肠，确属实邪。当以攻伐消导，俟滞热祛，则络脉自通也。

（3）实兼迟，沉取濡软者。实迟多是积滞阻于络脉，而沉取濡软，说明实质是中阳不足，或湿邪阻于气分，切不可攻克破气。

（4）实兼迟，沉取虚弱者。实迟并见而沉取虚弱，此为不足之证。因本质中阳不足，气分又虚，可用益气方法，虚人脉实多是假象，以沉取虚弱，必是气虚，当考虑补正。

长 脉

长脉，是上搏过寸，下搏过尺的一种不大不小、柔和均匀条达的脉象。一定要将它与弦脉鉴别清楚。弦脉是端直以长，有力而拉紧，如张弓弦状，似有长意。长脉是在迢迢自若，大小均匀，柔和滑濡的基础上，脉形上至鱼际，下过尺部。

〔近似脉鉴别〕

弦脉：弦脉是弦而端直，如张弓弦，似拉紧之绳索。

牢脉：牢脉似沉似伏，实大弦长。

实脉：实脉是浮、中、按、沉四部取脉均为坚实有力。

〔文献选录〕

《濒湖脉学》："长脉，不小不大，迢迢自若（朱氏）。如循长竿末稍，为平。如引绳，如循长竿，为病（《素问》）。"

〔长脉主病〕

长脉，是反映阳热炽盛，属于有余的疾病。具体主病多与兼脉结合，根据兼脉来诊断为何种病。

〔长脉兼脉〕

1. 长兼弦

（1）长兼弦，按之细滑略数者。长为阳热炽盛，弦乃郁象；按之细滑略数，此为血虚肝郁、痰浊郁火互阻不化。治之当以泄其肝热，化其痰浊，缓以养血。

（2）长兼弦，沉取细数有力者。长弦相兼，郁热炽盛。细乃血虚，数主热象，有力者偏于实证。当考虑育阴兼泄其热。

（3）长兼弦，按之虚濡，沉取无力者。长脉兼弦，多为有余之邪。今按之虚濡是为湿郁，气分不足，沉取无力乃气虚之象。当以化湿兼以调郁。缓则少佐益气。

（4）长兼弦，沉取虚弱若无者。长弦一般属郁热有余之疾，而沉取虚弱若无是正气不足之象。当从补正入手。

2. 长兼细

（1）长兼细，按之带弦，沉取虚濡无力者。长兼细为阴血虚，邪气有余之疾；按之带弦，有郁结之象；沉取虚濡，为气分受伤；无力乃正气不足。总之，是血虚有郁，正气不足或挟湿邪。治宜先用养血之法，余缓图之。

（2）长兼细，按之弦滑，沉取略有力者。长细为血少郁热，按之弦滑属肝热夹痰，沉取有力实质是有余之疾。治先泄其肝热，消其痰浊，次以养血扶正。

（3）长细相兼，沉取滑实有力。细为血少，长是有余之象。沉取滑实，本质是痰实有余之疾，有力为邪气仍盛。当以祛实邪为主。

（4）长细带弦，按之虚数无力者。长细带弦，为血少阴分不足，且有郁热。按之虚数无力，是正气不足，虚热上扰之象。可用滋养法以清之，禁用苦泄之品。

3. 长兼滑

（1）长兼滑，按之濡软沉取似有力者。长脉多属有余，滑乃痰浊阴盛之象，按之濡软为湿阻气机，似有力乃非正虚也。不可用补法。

（2）长兼滑，按之弦细略数者。长滑相兼为有余之疾，弦为郁象，细为血虚，数者是热。此乃阴分不足，阴虚有热之象。当从清痰热，和阴分入手治之。

（3）长兼滑，沉取弦实有力者。长脉兼滑是有余之疾，弦实有力是实热有余之象。当从有余治之。

（4）长兼滑，沉取虚弱无力者。长滑并见为有余之疾，沉取虚弱无力是本质不足。当从气虚图治。

4. 长兼弱

（1）长兼弱，按之虚弱无力者。长脉为有余之形，弱乃正气不足。今按之虚弱无力，其实质为正气不足。当从补正入手。

（2）长兼弱，按之弦细，沉取细小如丝者。长兼弱似正虚而邪有余。按之弦细，沉取细小如丝，是阴伤已极，阳气渐衰。当从补养入手治之。

（3）长兼弱，按之弦滑，沉取搏指有力者。长脉兼弱，正虚邪尚有余。按之弦滑是肝经郁热，沉取搏指有力是阴不足阳有余。当以泄热调和木郁为治。

（4）长兼弱，沉取弦细而滑者。长弱是卫虚邪有余，沉取弦细而滑是阴伤郁热之象。当以养血育阴治之。

5. 长兼实

（1）长兼实，按之弦细者。长实相兼，为有余之象，按之弦细，为阴伤木郁。当以养血育阴，兼以泄热。

（2）长兼实，沉取弦细有力者。长实为有余之脉，沉取弦细有力是实质阴伤、肝郁化热。当以养阴泄热方法。

（3）长兼实，按之濡滑者。长实是有余之邪，按之濡滑乃湿阻气机。当以调气化湿之法。

（4）长兼实，沉取虚弱无力者。虽脉来长实，貌似有余之疾，但沉取虚弱无力，实则正虚气弱之象。当从补正入手治之。

滑　脉

〔定义与形象〕

滑脉的形象，好像是一颗一颗滚动的圆珠在指下转动前进，所以说它"替替然如珠之应指""漉漉如欲脱"。

滑脉，是一种有余的脉象，凡属痰、食、有形之邪郁于体内都能出现滑脉。滑脉又为妇女妊娠之脉，也称之为"胎脉"。

李时珍说："女脉调时定有胎。"在生育年龄的妇女，没有疾病，闭经而出现滑脉为怀胎。一般说，滑脉主痰饮。浮滑为风痰。滑数为痰火。滑短主宿食之疾。

〔近似脉鉴别〕

长脉：长脉是上过寸脉，下过尺脉，柔和均匀而条达的一种脉象。

牢脉：牢脉似沉似伏，实大弦长，在极沉的部位出现。

〔文献选录〕

《伤寒论·辨厥阴病脉证并治》："伤寒脉滑而厥者，里有热也，白虎汤主之。"

《金匮要略·呕吐哕下利病脉证并治》："下利脉反滑者，当有所去，下乃愈，宜大承气汤。"

这是讲滑脉属于里有热，或内有积滞，当有所去，宜用下法。

〔滑脉主病〕

滑脉为阴中之阳，主痰、积滞等有形之邪侵犯人体，理当下之则去。滑脉又主妇女妊娠之疾，或为怀孕之胎脉。

〔滑脉兼脉〕

1. 滑兼浮

（1）滑兼浮，按之弦而有力，两关独盛者。浮则主风，滑脉是痰，弦乃郁象，两关独盛为肝胃有热。整体看来是外有风热，内有痰浊，肝胃两伤。治疗当以祛风痰，兼泄肝胃之热。

（2）滑兼浮，按之弦细略数者。浮滑主风痰，按之弦细数是属阴伤内热。从整体看来，阴虚郁热于内，外有风痰。参考具体情况，祛风痰时也要注意勿使阴伤。

（3）滑兼浮，按之濡软力弱者。浮滑多主风痰蕴热。按之濡软力弱，可因湿阻，或为气虚。当看舌、色，决定治疗大法。

（4）滑兼浮，沉取虚弱无力，两尺无根者。浮滑似属风痰，然沉取虚弱无力，两尺无根是根蒂不足，气分又虚。当从补正考虑。

2. 滑兼沉

（1）滑兼沉细弦小弱者。滑脉为痰，沉则主里，细弦者阴分受伤，小弱乃阳气不足。当以和阴泄热，少佐益气之法。

（2）滑兼沉，中取濡弱无力者。滑而沉属里有痰，中取濡弱无力是中阳不足、气分又虚。当从益中气、祛痰实治之。

（3）滑兼沉弦细且实者。沉滑乃里有痰食，弦细是血少阴伤，实则偏于有余。当以祛实治之。

（4）滑兼沉，浮取弦紧者。沉滑者内有痰浊，浮弦紧乃表有寒邪。当用辛温解表方法，参以化痰浊之品。

3. 滑兼迟

（1）滑兼迟，按之弦细，沉取滑实有力者。滑脉主痰，迟乃主气血郁滞，弦细为阴不足，滑实有力是痰食积滞停留而阻遏络脉。当先通腑，以畅络脉，余缓图之。

（2）滑兼迟，按之弦滑有力者。此脉为痰食积滞互阻之象，当从清化痰食入手治之。

（3）滑兼迟，按之虚濡沉取无力者。此脉是阳衰中气又虚，当用补法。

（4）滑兼迟，按之虚弱，沉取无力，尺部若无者。滑迟并见，是不足之象；沉取无力为中阳虚，气分不足；尺部若无是根蒂早衰。当用温中补益之法。

4. 滑兼数

（1）滑兼数，按之弦急而沉取有力者。滑则为痰，数主内热，按之弦急为肝郁之象，沉取有力多是实热。当用泻法，但仍需参考舌证，再推敲用药。

（2）滑兼数，按之虚濡，沉取无力者。滑数是痰火之象，按之虚濡乃本质气虚湿阻。当用益气化湿之法。

（3）滑兼数，按之无力，沉取若无者。滑数并见，理当是痰火之证。今按之无力，沉取若无，为正气虚衰，虚热上扰。当以益其气，兼以育阴，补正气而从本治疗。

（4）滑兼数，按之细弦，沉取力弱者。滑数似属虚热；按之细弦，知为阴分不足；沉取力弱，体会气分又虚。当从整体考虑，参考舌、色、证进行辨证为准。

（5）滑兼数，有时停跳，沉取无力者。滑数而有停跳，似属促脉；又沉取无力，乃中阳不足，心阳也衰。当从补阳入手治之。

5. 滑兼弦

（1）滑兼弦，按之细数有力者。滑弦乃肝郁痰湿之象，有力为实邪。当以清化痰浊郁热为治。

（2）滑兼弦，中取略洪，沉取急数者。弦滑洪似属暑热痰滞之象。沉取急数，确为热郁痰火互阻。当从清化痰火入手治之。

（3）滑兼弦，按之细小，沉取急数者。弦滑而按之细小，全是血虚阴伤，痰热互阻。沉取急数确为内热。当清其痰浊，和其阴分，兼泄虚热。

（4）滑兼弦，按之虚软沉取若无者。弦滑而按之虚软，是痰热互阻，中气不足。沉取若无，是根蒂不固之象。当用填补方法。

（5）滑兼弦，有停跳，时快时慢者。弦滑有停跳是肝热痰浊互阻之象。时快时慢是心悸怔忡，或心阳不足、或水饮内停。当以调理木土，兼清痰浊，不可以专事温补。

6. 滑兼细

（1）滑兼细而按之弦急略数者。滑则为痰，细为血少，弦急略数乃阴虚肝热之象。当以泄肝热，和阴分，调理阴阳。

（2）滑兼细弦，沉取急数有力者。滑细相见为血少痰湿，弦急数乃肝经之热，有力者是邪气之实。故当以先泄肝热为主。

（3）滑兼细，按之虚濡，沉取无力者。细滑主血少阴分不足。按之虚濡，为气不足或湿邪阻滞。沉取无力，当属正虚。

应考虑补正之法。

（4）滑兼细，按之虚弱，沉取若无者。细滑为血不足，按之虚濡考虑湿阻，沉取无力是阳虚正气大伤。当用补正方法。

7. 滑兼虚

（1）滑兼虚，按之缓迟无力者。滑脉主痰，虚为阳虚，缓迟无力亦属阳虚气弱。当以益气补中之法。

（2）滑兼虚，按之弱而无力，沉取若无者。滑虚乃气弱夹痰，按之弱而无力是正气不足，沉取若无乃正气大虚。当用益气补中法。

（3）滑兼虚，按之濡弱，两尺无根者。滑为痰疾，虚乃正虚，按之濡弱是湿邪阻遏气机，两尺无根是命火衰微。当温补肾气兼助命火。

（4）滑兼虚而按之滑濡，沉取滑而有力者。滑脉为痰，虚为正虚，按之滑濡是湿邪困阻，沉取滑而有力是邪气有余。参考舌、色、证进行辨治。

（5）滑兼虚而按之弦细，沉取细弦若丝者。滑虚为湿痰气弱，按之弦细乃阴分不足。沉取细弦若丝，说明阴伤已极，血虚不足。当以养血为先。

（6）滑兼虚，按之弦细，沉取有力者。脉沉主痰，虚为气衰。按之弦细乃阴伤热郁，沉取有力说明内热蕴郁较甚。不能只看到滑虚，当注意本质之热郁。

（7）滑兼虚，沉取两尺不能鼓指者。滑虚主气弱痰湿；沉取两尺不能鼓指，说明根蒂不固，肾气大亏。当从补正入手治之。

（8）滑兼虚，按之无力，两尺若无者。滑虚按之无力，全是正气不足，湿变为痰。两尺若无，是命火式微。必须填补益火，否则不能治本。

8. 滑兼实

（1）滑兼实，按之濡数两尺尤甚者。滑实多主痰食，按之濡数为湿阻热郁，两尺尤甚为湿热下迫，或下焦生疮疡之类疾患。当祛实邪。

（2）滑兼实，按之弦细，两寸关独旺者。滑实多为痰实之证，按之弦细乃血虚肝热，两寸关独旺说明为心、肺、肝及上、中焦热势较甚。当泻其有余，折其心、肺、肝三经之热。

（3）滑实而沉取弦细略数者。滑实相见，痰食积滞互阻；沉取弦细略数，是阴伤痰食积滞。当用通导之法。

（4）滑兼实，按之虚弱，沉取若无者。滑实是邪气实。按之虚弱，沉取若无，是正气不足。当以补正祛邪为法，不可单纯看滑实就想祛邪。

9. 滑兼濡

（1）滑兼濡而按之弦急略数者。滑脉主痰，濡为湿象，按之弦急略数为阴伤郁热。此内为郁热外为痰湿，治之必须照顾双方。

（2）滑兼濡而按之缓迟，沉取无力者。滑濡为痰湿，濡迟为正气不足。沉取无力，说明正气大虚。当用益气补正之法。

（3）滑兼濡，按之虚弱，沉取若无者。滑濡为湿痰，按之虚弱是阳气不足。沉取若无，肯定中阳不足，命火衰微。当益气补中兼温命火。

（4）滑兼濡，按之有力，沉取滑实者。滑濡是痰湿，按之有力是邪热有余。沉取滑实，说明实火郁热内蕴。当以泄化痰食郁热为主。

10. 滑兼洪

（1）滑兼洪，按之濡滑，沉取有力者。滑脉主痰；洪为邪实气虚,阳亢之象;按之濡滑乃湿郁有痰;沉取有力,属于邪实。理当先泄其有余之邪。

(2)滑兼洪,按之虚濡,沉取力弱者。滑脉是痰,洪主阳亢。按之虚濡,沉取力弱,说明已见气虚。仍需考虑阳亢与气衰之孰多孰少。邪热盛者先祛邪,若属气不足时,即可用益气补中之法。

(3)滑兼洪,按之虚弱,沉取无力者。滑洪相兼,主痰热郁火;按之虚弱、沉取无力,说明正伤气虚,因沉取脉已无力故也。治当从本,扶正益气为主,清化痰热次之。

(4)滑兼洪,按之虚大,沉取若无者。滑洪之脉,当属邪热亢盛。今按之虚大,沉取若无,说明根蒂不足,中气又虚。当用补法。

11. 滑兼缓

(1)滑兼缓,按之弦细,沉取躁动不安者。滑则为痰,缓脉多湿。按之弦细,阴伤之象。沉取躁动不安,说明实质是阴虚肝热,可能为湿邪阻遏。既要治湿痰,又应考虑益阴。

(2)滑兼缓,按之弦实,沉取有力者。滑缓乃湿郁之象,按之弦实而沉取有力属于痰热内郁。当先化湿邪,泄其有余之热。

(3)滑兼缓,按之濡弱,沉取脉来有神者。滑缓本为湿痰之疾,按之濡弱是湿郁之象。沉取脉来有神,非为正虚,可能是湿郁蕴热。故以化湿为先。

(4)滑兼缓,按之虚弱,沉取若无者。滑缓则为痰湿,按之虚弱为正虚气弱,沉取若无说明正气大虚。理当益气补中。

12. 滑兼紧

(1)滑兼紧,浮取明显,按之弦滑,沉取搏指有力者。滑紧兼浮，病在卫分，多是风寒外束。按之弦滑，此内热之象。沉取搏指有力，说明内有郁热或火邪内伏。当表里两解。

（2）滑兼紧而按之细弦，沉取力弱者。滑则为痰，紧为寒束或主疼痛，按之细弦乃阴伤之象，沉取力弱为正气已不太足。治当兼顾。

（3）滑兼紧而按之濡软，沉取虚弱无力者。滑紧为风寒外束，或寒痰蕴郁。按之濡软是湿邪内停，阻碍气机。沉取虚弱无力是正气不足，阳气也虚。临证当急则治标，缓则治本。

（4）滑兼紧而按之虚弱，沉取若无者。滑紧之脉为寒邪外束或内停痰湿，按之虚弱是里虚正气不足，沉取若无肯定是正衰阳虚。治当从补正入手。

13. 滑兼促

（1）滑兼促而小弦且急者。滑则为痰，促为数而歇止，小弦急是阴分不足或热郁于内。治疗当以清化痰浊郁热之法。

（2）滑兼促，按之弦急有力者。滑促相兼，痰热蕴郁之象；按之弦急有力，亦属痰浊郁热，偏属实证。当以化痰热为治。

（3）滑兼促，按之濡软，沉取力弱者。滑促肯定是痰热内郁，按之濡软为正气不足、湿邪中阻。沉取力弱，亦说明正衰之象。治当兼顾。

（4）滑兼促，按之虚弱，沉取若无者。滑兼促属于痰郁有热，按之虚弱是正气不足，沉取若无是正衰阳气已虚。理当补正益气。

14. 滑兼结

（1）滑兼结而按之小弦有力者。滑兼结是缓而时一止，属于痰湿气分不畅之象。按之小弦有力，说明阴不足而仍属邪有余，非虚证也。治当祛邪为先。

（2）滑结按之细弦，沉取如丝者。滑结相兼为湿痰内阻，按之细弦是阴分不足，沉取如丝是血虚阴伤之重者。当以补血入手治之。

（3）滑兼结，按之濡缓，沉取力弱者。滑结并见，痰湿气阻；按之濡缓，为阳气不足；沉取力弱说明内虚。当从补虚入手治之。

（4）滑兼结，按之虚弱，沉取若无者。滑结之脉，按之虚弱，是正虚气弱之象。沉取若无乃中虚气衰。理当补正。

气　脉

气脉在诊脉八纲中属于气分范畴，根据疾病呈现出的脉形来定病在气分。虽然气脉章中只提出洪脉与濡脉，但虚脉章中之虚、弱、微、散等气虚脉，亦属气脉范畴，此处不再重复。

洪　脉

〔定义与形象〕

洪脉，在指下感觉粗大，来势充盛，去时缓弱濡软，所以说它是"来盛去衰"。

这种脉是阳热的表现，亢盛之势是相火上炎，属虚性脉象。早期可能有热的表现，但时间一长，一旦到洪而力差之时，则是虚的开始。

凡是正虚（气不足）邪实（阳亢），常常出现洪脉。虚证本当见虚脉，如虚证见到洪脉，是一种不祥之兆，说明正气已虚，邪气还实。在虚弱病人见洪脉，可谓之"大则病进"，属于不好的脉象。因本虚而邪实，病势仍在发展中，故不是向愈之脉。例如久泄的病人，或阴虚的病人，此时若见洪脉，预示正虚阳亢，病将恶化。

〔近似脉鉴别〕

实脉：实脉是浮沉皆得，脉大而长，微弦，应指幅幅然。

濡脉：濡脉是一种极柔软而轻浮的脉象，似丝棉漂浮于水上一样，但不一定只在浮位出现。

虚脉：虚脉是在大软的基础上，流动很慢，呈现出迟缓之象。若加力按之则全然无力。

〔文献选录〕

《伤寒论·辨太阳病脉证并治》："服桂枝汤，大汗出，脉洪大者，与桂枝汤如前法。若形如疟，一日再发者，汗出必解，宜桂枝二麻黄一汤。"

《伤寒论·辨太阳病脉证并治法》："服桂枝汤，大汗出后，大烦渴不解，脉洪大者，白虎加人参汤主之。"

这都说明洪脉是正气不足的脉象。早期是阳热亢盛，因热亢盛而消耗气阴，所以后期则气伤阳衰而出现洪脉之来盛去衰之象。《脉经》说："指下极大。"《素问》记载："来盛去衰。"

〔洪脉主病〕

洪脉是阳热亢盛，气分及阴液受伤，虚火上炎的一种脉象。由于早期热盛，消耗正气及津液，正气大伤，气分亦虚，粗看貌似火热而实为正虚。所以脉形是来盛去衰，来大去长，指下极大，是正虚邪盛的表现。

〔洪脉兼脉〕

1. 洪兼浮

（1）洪兼浮，按之滑实，沉取较有力者。浮洪之脉，虚热之象。按之滑实而沉取较有力，说明痰火郁热较重，可能是暑热外迫，内蕴痰火。可用清暑祛痰泄热之法。

（2）洪兼浮，按之濡软，沉取缓弱者。浮洪乃虚热之象，按之濡软为内蕴湿邪，沉取缓弱又为气弱中阳不足。当从虚证考虑治法。

（3）洪兼浮，按之弦细，沉取较有力者。洪兼浮多是虚热。按之弦细而沉取有力，其实质是阴虚血少，兼有余之邪热。当考虑折虚热之法。

（4）洪兼浮，按之弦细略数者。浮洪相见为虚热之象，弦细略数为阴虚血少、偏热之象，当用育阴泄热之法。

2. 洪兼滑

（1）洪兼滑，按之弦细略数者。洪滑乃痰热蕴郁之象。按之弦细略数，说明阴伤肝郁，且有虚热。

（2）洪兼滑，按之濡软，沉取略有力者。洪滑相兼为虚热痰火之象，按之濡软为湿郁，沉取略有力乃有实邪。当以泄实热为主。

（3）洪兼滑，按之虚弱无力者。洪滑并见，为热郁痰火。按之虚弱无力，说明此为气血不足。不能单以泄火论，必须考虑气虚不足的一面。

（4）洪兼滑，沉取虚微若无者。洪滑之脉是痰热之象，沉取虚微若无为正气不足，阳气大衰。貌似有热，实虚火也。可用引火归源之法。

3. 洪兼濡

（1）洪兼濡，按之虚弱无力，沉取若无者。洪乃虚热上扰，濡属湿阻气机，按之虚弱无力为正气不足。虚热当以补正为主，湿邪才以分化为治。整体看来，当以补正兼分化湿热。

（2）洪兼濡，按之濡软力弱，沉取无力者。此属湿阻正气不足，虚热上扰。用补中气、除虚热，分途调理。

（3）洪兼濡而按之弦细，沉取虚弱者。洪濡乃湿热郁于气分。按之弦细，沉取虚弱，多为气虚阴分大伤。观其舌、色，还可分途调治，但需考虑补正。

（4）洪兼濡，按之弦滑，沉取弦实有力者。洪濡之脉见于浮、中之位，而按之弦滑、沉取弦实有力，为实证，是有余之象。实火当泄，气分不足当养，参考舌、证，分途调理。

4. 洪兼虚

（1）洪兼虚，按之滑濡，沉取弦滑者。洪虚之脉，气虚亢热之象。按之滑濡乃湿郁中宫。沉取弦滑，此实质是郁热于内也。当先祛邪，缓则益气。

（2）洪兼虚，按之弦滑，沉取细数者。洪虚是虚热上亢，按之弦滑乃痰热肝郁互阻，沉取细数是阴不足而虚热上灼。当先泄热，俟热解再议育阴。

（3）洪兼虚，按之微弱，沉取无力者。洪虚是虚热之脉，按之微弱，乃正虚阳衰，气分不足。沉取无力，属中阳不足。当从补正考虑。

（4）洪兼虚，按之弱大而沉取若无者。洪虚兼见，多是虚热；按之弱大，为正虚邪气不足，是病进之势；沉取若无，乃根蒂不足。当从填补元阳入手治之。

5. 洪兼芤

（1）洪兼芤，按之虚弱无力，沉取若无者。洪为虚热上炎，芤乃失血之脉。按之虚弱无力，沉取若无，是暴伤血液之后，中气大虚。参考舌、证，当以益气为先。

（2）洪兼芤，按之濡软，沉取弦滑而急者。洪芤是虚热失血，按之濡软乃湿阻中宫之象，沉取弦滑而急是热郁于内，阴分大伤。当先考虑泄热育阴，切不可用甘温之品。

（3）洪兼芤，按之弦细，沉取小数者。洪芤是失血而气分大伤，按之弦细小数乃阴伤热郁于内。当以泄热和阴，先治标热，缓图其虚。

（4）洪兼芤，按之细小数，沉取无力者。洪芤是热郁失血，按之细小数乃阴伤血少已极。沉取无力，说明阴伤未复，气分又虚。当从益气入手治之。

6. 洪兼缓

（1）洪兼缓而按之濡滑，沉取力弱者。洪为阳亢气虚，按之濡滑是湿郁之象，沉取力弱是元气受伤之脉。当考虑不足，议用补法。

（2）洪兼缓，按之虚弱，沉取若无者。洪缓乃阳亢气弱，按之虚弱是中气不足，沉取若无是根蒂不固。当以益气为主。

（3）洪兼缓，按之弦滑，沉取滑实有力者。洪缓乃气分不足，虚热未去。按之弦滑是邪热之象，沉取滑实有力为邪气尚实。当以祛邪为主。

（4）洪兼缓，按之弦细，沉取有力者。洪缓乃气伤阳亢，按之弦细乃阴分不足、虚热上灼，沉取有力说明内有实热。当先以祛邪为主。

7. 洪兼弦

（1）洪兼弦，按之细滑有力者。洪为阳亢气衰，弦乃阴伤筋急。按之细滑有力，此为阴不足而亢热尚在。治之当以育阴为务。

（2）洪兼弦，按之濡滑而较有力者。洪弦兼见，亢热阴伤；濡滑有力，湿阻蕴热。此乃阴分不足，肝热蕴郁，湿阻气机。可用清化湿郁之法。

（3）洪兼弦，按之濡弱，沉取力弱者。洪兼弦乃郁热阳亢，濡弱者为湿阻气机，沉取力弱乃气分不足之象。当清化郁热为治。

（4）洪兼弦，按之虚弱，沉取若无者。洪弦本属郁热阳亢，今按之虚弱、沉取无力，说明正气不足，阳气已虚。可用益气补正之法。

8. 洪兼数

（1）洪兼数。按之弦滑而沉取有力者。洪为阳亢，数为热象，是虚热上炎。今按之弦滑是痰热蕴郁之象，沉取有力为实热痰火。当先考虑用泻法。

（2）洪兼数，中取略弦，按之弦细而沉取有力者。洪数为火热阳亢，按之弦细是阴分不足，沉取有力是热郁于内。可先泄其阴分之热，俟热减再议补阴。

（3）洪兼数，按之濡软，沉取无力者。洪数濡软是湿阻气伤，虚热上炎。沉取无力是中阳不足，气分又虚。可用益气方法。

（4）洪兼数，按之虚弱，沉取若无者。洪数虚弱是虚热内蕴，沉取若无是阴虚根蒂不足。当以益气补虚，引火归元。

濡　脉

〔定义与形象〕

濡脉，是一种极柔软而软浮的脉象，如水中漂浮棉絮之状。又好像是水上的浮泡一样，轻软圆滑。

〔近似脉鉴别〕

洪脉：洪脉是指下极大，来盛去衰，来大去长。

虚脉：虚脉指下不明显，隐隐豁豁然空洞，迟大而软，按之无力。

弱脉：弱脉极软而沉细，按之乃得，举手则无。

微脉：微脉指下按之微弱欲绝。如羹上之肥。

〔文献选录〕

《温病条辨》："头痛恶寒，身重疼痛，舌白不渴，脉弦细而濡，面色淡黄，胸闷不饥，午后身热，状若阴虚，病难速已，名曰湿温。汗之则神昏耳聋，甚则目瞑不欲言；下之则洞泄；润之则病深不解；长夏深秋冬日同法，三仁汤主之。"

这是讲濡脉主湿的典型脉证。湿蕴不化，气分不畅，或早期气分不足等，都能出现濡脉。

〔濡脉主病〕

寸濡为心肺阳气不足，阳虚所以自汗多。关濡是脾胃阳虚、中阳不足，但是若属阳虚，一定要有虚的舌象及气不足的一系列症状。尺部见濡脉，是精血不足，下元阳虚气弱。

〔濡脉兼脉〕

1. 濡兼滑

（1）濡兼滑，中取带弦，按之弦细而沉取有力者。濡为湿阻、气机不畅，滑属痰，弦细主阴伤肝经郁热，沉取有力为实邪，是有余之象。当泄热、化痰湿，兼和阴分治之。

（2）濡兼滑，按之带弦，沉取力弱者。濡滑者为湿郁之象，按之带弦乃阴不足而肝经郁热，沉取力弱多为虚象。当以理气解郁，少佐养血。

（3）濡兼滑，按之细弱无力者。濡滑乃湿痰之象，按之细弱无力是阴不足，阳气也虚。当以益气补阴同时进行。

（4）濡兼滑，按之虚弱，沉取若无者。此脉是以正气不足为主，湿郁次之，当先以益气为治，俟气足则湿邪可自化。

2. 濡兼弦

（1）濡兼弦，按之细滑而较有力者，濡为湿邪，弦则主痛，又主木郁，按之细滑乃血虚痰浊之象。脉来较有力，说明不一定是虚证，不可专用补剂。

（2）濡兼弦，按之细数而沉取滑实者。濡弦之脉乃湿郁之象，按之细数是阴虚血少之脉，滑是有余之象。此时不可用甘温补药。

（3）濡兼弦，按之细数而沉取无力者。濡兼弦是血少湿阻之象，按之细数是阴伤热增，沉取无力说明正气不足。当以补阴之法，少佐调气机以化湿郁。

（4）濡兼弦，按之虚弱，沉取无力者。濡弦之脉是湿阻且郁，按之虚弱说明正气不足。可用益气之法，佐以化湿解郁。

3. 濡兼细

（1）濡兼细，按之弦滑，沉取较有力者。濡本气分不足，湿阻之象。细乃阴伤血少，按之弦滑是肝郁痰热互阻。沉取有力乃偏于邪有余之证，当用泄标方法。

（2）濡兼细，沉取细弦略数者。濡细是气虚血少，沉取细弦略数为阴伤而热较多。当以育阴折热为主，可酌加补正。

（3）濡兼细，按之虚弱，沉取力弱者。濡为气不足，细乃阴分伤，按之虚弱是中阳不足，沉取力弱乃阳虚根蒂不固。当先用益气，稍佐和阴之法。

（4）濡兼细，按之微弱，沉取若无者。濡细相兼，气血双亏。按之微弱，沉取若无，定是中阳大伤，根蒂不固。当用填补方法。

4. 濡兼缓

（1）濡兼缓，按之虚弱，沉取力弱者。濡为湿阻气虚，缓为阳衰，按之虚弱亦属阳虚气弱，沉取力弱确是正虚气不足。当从益气补正方法考虑。

（2）濡兼缓，按之虚微，沉取若无者。濡缓皆为阳虚气弱。按之虚微沉取若无，是正虚气衰较重。当议补中方法。

（3）濡兼缓，中取且滑，按之弦滑，沉取较有力者。濡为湿阻，缓脉四至，按之弦滑说明肝热痰郁不化，沉取较有力是邪有余，非正不足也。当治痰热。

（4）濡缓相兼，按之弦细，沉取略有数意者。濡缓乃湿郁气阻，按之弦细是阴分不足，沉取略有数意，可看出有热的一面。治当兼顾。

5. 濡兼虚

（1）濡兼虚，按之弦细小滑，沉取略有力者。濡虚全是气弱，按之弦细小滑乃血少阴伤、内蕴痰浊，沉取略有力属热郁有余之象。当用清化痰浊之法。

（2）濡兼虚，按之弦细，沉取无力者。濡虚相兼，气分不足，弦细乃属阴伤，沉取无力是偏于不足。当先议补法。

（3）濡兼虚，按之微弱，沉取若无者。濡虚是气分不足，按之微弱、沉取若无，是正气衰而阳气又虚。当重用益气补正之品。

（4）濡兼虚，按之弦滑，沉取较有力者。濡虚之脉，本是气衰。按之弦滑，沉取有力，为痰热蕴郁，属于有余之热。当先泄其有余。

6. 濡兼迟

（1）濡兼迟而沉取虚软无力者。濡为阳虚湿阻，迟主寒邪遏制，沉取虚软说明正气不足、虚寒且冷。当以温阳益气之法。

（2）濡兼迟，按之弦滑，沉取较有力者。濡迟本是阳虚且寒。按之弦滑，沉取较有力，说明有痰热内蕴。一定要用清化痰浊之法。

（3）濡兼迟，沉取细弦滑而躁动不安者。濡迟是正虚且寒，细弦滑乃阴虚有热之象，躁动不安则是热郁于内。不可用温养及补益之品。

（4）濡兼迟，按之弦硬，沉取搏指有力。濡迟并见，多为气衰且寒。按之弦硬，沉取搏指有力，是阴伤已极，阳邪过亢，虚热之象。当考虑用育阴泄热之法。

7. 濡兼数

（1）濡兼数，按之虚弱无力，沉取若无者。濡主湿郁，数乃热象。按之虚弱无力，是正气不足，中阳又虚。沉取若无，为肝肾虚极，根蒂不固。当用益气补中，填补下元之法。

（2）濡兼数，按之弦滑，沉取较有力者。濡数乃湿郁且热，弦滑是痰热互阻，沉取较有力是有余之邪、痰热内蕴之象。当以清化痰热之法。

（3）濡兼数，按之弦细，沉取力弱者。濡数并见为湿热互阻，弦细乃阴伤血少，沉取力弱说明正气不足。当议补正。

（4）濡兼数，按之滑动，左寸尤甚者。濡数乃湿热蕴郁，滑动多为有形之邪，寸部尤甚说明湿痰蕴热上迫心肺。生育年龄之妇女见此脉又有闭经，当考虑或属妊娠。

血　脉

血脉，是反映病已入营血的脉象。它标志着病在血分，必然出现细、弦、涩、芤等脉形。临证当用八纲辨证及卫、气、营、血辨证判断病位，推断病机，考虑治疗。

细　脉

〔定义与形象〕

细脉，在指下感觉像一根丝线那样细小，虽软弱细小但指下清楚，始终能明显地摸出。若指下细小而有力，则是多少带有弦象。根据疾病错综复杂、变化繁多的情况，常常不可能只见到一个脉形，多由多种脉形综合而成。

〔近似脉鉴别〕

弦脉：弦脉是端直且长，如张开的弓弦一样，按之不移；又像琴弦一样，挺然似有力而在指下。

虚脉：虚脉是在大软的基础上流动很慢，呈迟缓状的一种脉象。

弱脉：弱脉是在沉软的基础上，比较沉细一些。细为线状，弱呈片形，必须分清。

微脉：微脉的形象是极细，并极为软弱，按之细弱欲绝。

〔文献选录〕

《伤寒论·辨厥阴病脉证并治》："手足厥寒，脉细欲绝者，当归四逆汤主之。"

《金匮要略·五脏风寒积聚病脉证并治》："诸积大法，脉来细而附骨者，乃积也。"

〔细脉主病〕

细脉主要代表血虚一类疾病。李时珍说："细为血少气衰，有是证则顺，否则逆。"这就是说，细脉一定是血虚为主而气分也弱的疾病，如不是血虚证而反见细脉，那就应当更细致地进行分析。

细脉究竟是血少还是气虚呢？一般对它的认识总是比较笼统。李时珍也只说"血少气衰"。根据临证实践，单纯的细脉，一定是血不足。有时候除血不足之外，还有气虚，那么，脉就是细而弱。弱脉是气虚的兼脉。在临床时，一定要分辨清楚，细致诊断。见细脉除分清是血虚还是气虚外，还要进一步分析气虚多少，血虚多少。出现的是气虚多血虚少的弱细脉，还是血虚多而气虚少的细弱脉。这就要对细脉与弱脉进行比较，孰多孰少，不可模糊，这是用药处方的根据。气虚要益气，血虚要养血。

〔细脉兼脉〕

1. 细兼数

（1）细兼数而按之弦滑，沉取无力者。细为血少，数则主热，细数结合，多是阴伤；按之弦滑，确为热象；沉取无力是虚热不足之象。理当从阴虚血少论治。

（2）细兼数而按之弦滑，沉取较有力者。细数多为虚热，弦滑乃痰浊郁热之象，沉取较有力确为偏实之热象。可考虑用泻热方法。

（3）细兼数而按之滑濡，沉取力弱者。细数兼见，阴分之热；按之濡滑是湿困中阳之象；沉取力弱，为气分不足。当先祛其虚热，再议化湿，后议益气。

（4）细兼数而按之虚弱无力，沉取若无者。细数本为阴伤虚火；按之虚弱无力，此属正气不足；沉取无力，是根本太亏。当用填补下元方法。

2.细兼迟

（1）细兼迟而按之缓濡，沉取力弱者。细为血少，迟司脏病，多属寒证；按之缓濡，说明中阳不足。治当兼顾。

（2）细兼迟而按之弦滑，沉取似小有力者。细迟多是寒证，按之弦滑是热郁之象，沉取小有力则不单纯为虚寒证，仍属热郁之象。结合证情，细辨用药。

（3）细兼迟，按之虚弱无力，沉取仍有滑象者。细脉兼迟，多属不足；按之虚弱无力，是中阳不足之象。可议补法。

（4）细兼迟，按之虚弱，沉取若无者。细迟相兼，血少脏寒；按之虚弱，是属正虚；沉取若无，是气虚中阳不足。可用益气补阳之法。

3.细兼紧

（1）细兼紧，浮取明显，按之弦滑，沉取较有力者。细为血少阴伤，紧则为寒邪所束，浮脉病在表分，按之弦滑属里有热象，沉取较有力说明不是虚证。当先解表。

（2）细兼紧，按之小滑，沉取力弱者。细紧之脉为阴伤寒束，当周身作痛。按之小滑说明表寒外袭，内有郁热。沉取力弱说明里已渐虚。当在解表的同时考虑里虚。

（3）细兼紧，按之濡滑，沉取力弱者。细紧之脉，为阴伤里寒，按之濡滑是湿邪阻中，沉取力弱说明正气不足。当用温养、调和营卫之法。

（4）细兼紧，按之虚弱，沉取若无者。细紧多属阴伤寒束，按之虚弱是正气不足，沉取若无是正虚根蒂大伤。当先补正，余缓调之。

4. 细兼促

（1）细兼促而按之弦滑，沉取若有力者。细为血少不足。促为数而时止，按之弦滑，沉取略有力，均说明是痰热有余，挟有郁结之象。因按之弦滑略有力，虽有停跳乃因气机郁结所致，也是有余之证。理当泄其痰热，调其郁结，切不可看有歇止，即议成心衰或阳不足。这是切脉辨证的关键。

（2）细兼促，按之弦硬，沉取弦细明显者。细促按之弦硬是血少阴伤，脉之弦硬是肝热或血脉坚脆之象。沉取弦细，是阴伤血少，郁结之象。当议养血育阴兼以折热。

（3）细兼促，按之濡滑，沉取力弱者。细为脏阴之亏，促属郁热结滞之象。按之濡滑，一为湿痰，一为气弱。沉取力弱说明病偏于阳虚气分不足。当用补法。

（4）细兼促，按之虚滑，沉取若无者。细促结合，病似阴虚热郁，或为痰阻。按之虚滑、沉取若无，是本虚气衰之象。当以补正益气为治。

5. 细兼结

（1）细兼结，按之弦滑，沉取略有力者。细为血少阴分不足。虽结脉缓而时一止，但按之弦滑、沉取略有力，不能说是虚证或心阳不足，仍需按痰浊蕴热治疗。

（2）细兼结，按之濡滑，沉取滑实者。细结之脉，是血少阴伤并有痰食积滞阻于中焦。沉取滑实，说明内有痰实郁热。仍议清化痰热，切不可补。

（3）细兼结，按之弦弱，沉取无力者。此脉是阴分不足，气血郁结而本不胜病。当以甘温益气为先。

（4）细兼结，按之虚弱，沉取若无者。细结为阴分不足，虚弱乃心阳也虚，沉取若无是气血双亏、心肾之阳不足。当温补肾阳，兼益心气。

6. 细兼代

（1）细兼代，按之弦滑，沉取略有力者。细为血亏，代为气血结滞，按之弦滑乃痰热中阻之象，沉取有力确为偏实的有形之邪。当先议祛邪。

（2）细兼代，按之滑实，沉取仍有弦象者。细代相兼，按之滑实，此阴伤痰食互阻之象。沉取有力，说明确为偏实的有形之邪。治宜祛邪为先。

（3）细兼代，按之弦而有力，沉取力弱者。细代为阴伤气滞，按之弦而有力为阴伤血不足之象，沉取力弱说明血少气分不足。当以养血益气方法。

（4）细兼代，按之虚濡，沉取弱软若无者。细兼代按之虚濡，此血少气虚而痰湿中阻。沉取软弱若无，此气分不足，中阳又虚。当以益气补中、甘温助阳为主。

7. 细兼虚

（1）细兼虚而按之弦急，沉取仍属弦滑者。细为血少阴伤，虚则阳气不足，按之弦急为肝郁且热，沉取弦滑说明本质偏热。当以泻热为是。

（2）细兼虚，按之弦滑，沉取略实者。细兼虚本是气血不足，按之弦滑、沉取略实为偏于肝热痰食有余之象。仍议泻法。

（3）细兼虚，按之虚软若微，两尺力弱者。细虚兼见，血气两衰；按之虚软若微，此阳虚不足之象；两尺力弱，是根蒂不足，下元虚也。当温养之。

（4）细兼虚，按之虚微，沉取若无者。细虚与虚微，沉取若无，全是阳虚气衰之极。当以填补其本，温养命门，从本治疗。

8. 细兼弱

（1）细兼弱，按之小弦，沉取尚有力者。细为血少，弱乃气衰。按之小弦，肝经之郁。沉取尚有力，说明不是虚证，仍有实邪。当先泻其标邪，俟郁热解，再以养血和阴治其本虚。

（2）细兼弱而按之弦滑，沉取滑实小有力者。细弱本为气血两虚。按之弦滑，沉取滑实小有力，证明不是虚证。当从泻其标热入手。

（3）细兼弱，按之虚微，沉取濡软无力者。细为血少，弱乃阳伤，虚微全是气虚阳衰。沉取濡软力弱，皆属阳衰较重。当从益气治之。

（4）细兼弱，按之虚微，沉取若无者。细弱为气血双亏。按之虚微，纯是阳虚气弱。沉取若无，说明本质太虚。当议大力温补命门，从根本治疗。

9. 细兼滑

（1）细兼滑而按之弦滑略数者。细为血少，滑则主痰。按之弦滑略数，都是肝郁痰热互阻。用清化痰浊之法。

（2）细兼滑，按之弦实，沉取有力者。细兼滑是阴不足而痰浊蕴郁，按之弦实是痰浊郁热互阻，沉取有力说明是有形之邪。治当先去其有形痰浊实邪。

（3）细兼滑，按之濡软，沉取急躁不安者。细滑为阴伤有痰。濡软是湿阻，气分不足。沉取急躁不安，为热郁之象。治当先从郁热入手。

（4）细兼滑，按之虚弱无力，沉取若无者。细滑本为阴伤痰食互阻。按之虚弱无力，沉取若无，是气分不足，中阳又虚。当用填补下元，益气补中之法。

10. 细兼长

（1）细兼长，按之弦实，沉取仍有力者。细为血少阴分不足。长则为有余之疾，弦实乃肝郁且热。沉取有力，其本质仍属有余。故治当泻其有余。

（2）细兼长，按之弦滑，沉取躁而不静者。细长为阴伤有余之邪，按之弦滑为痰热互阻之象。沉取躁动而不静，说明本质是热盛。当以清法治之。

（3）细兼长，按之虚软力弱，沉取濡弱者。细长为阴伤有余，按之虚软力弱是正气不足，沉取濡弱是湿阻气分已虚。当从湿阻气弱阴伤考虑。

（4）细兼长，按之虚弱，沉取若无者。细长相兼，阴伤有余之象；按之虚弱说明气分虚；沉取若无乃气虚较重。仍议补法。

11. 细兼实

（1）细兼实而按之弦滑，沉取仍有力者。细为脏阴不足，实乃邪气有余，按之弦滑是痰食郁热之象，沉取有力仍属实邪。当先祛实邪。

（2）细兼实，按之弦涩，沉取不畅者。细为阴分不足，实为邪气有余。按之弦涩，弦则主郁，涩为血少。气分滞涩，故沉取不畅，是因血少气分郁结所致。当从调理气机入手治之。

（3）细兼实，按之濡滑，沉取虚软者。细实为血少阴伤，邪气有余。按之濡滑，确为湿阻痰滞蕴郁。沉取虚软，是为正虚。治当从湿阻痰滞、正气不足着手。

（4）细兼实，按之虚软，沉取若无者。细实是血少又兼有余之邪。今按之虚软，沉取若无，是正虚气分不足之象。当从补正入手。

12. 细兼弦

（1）细兼弦，按之滑数，沉取有力者。细为血分不足，弦脉主郁主痛，滑则为痰，数乃热象，沉取有力说明是火热痰郁蕴蓄。当用育阴泄热之法。

（2）细兼弦，按之略滑，沉取细弱无力者。细弦为阴伤且郁，滑则为痰，沉取细弱无力是为正气不足。当用益气养血之法。

（3）细兼弦，按之小滑，沉取无力者。细弦小滑为阴虚有痰热，沉取无力是正气不足。当以养血化痰兼以扶正。

（4）细兼弦，按之无力，沉取虚弱若无者。细弦无力，确是阴阳两虚，且有郁象。今按之虚弱若无，是正气大伤。当以益气之法。

弦　脉

〔定义与形象〕

弦脉，是端直且长，如张开的弓弦一样，按之不移。又像琴弦一般，挺然有力于指下。

〔近似脉鉴别〕

细脉：细脉是指下感觉到的脉形如丝线之状，非常清楚，但比较软弱。

长脉：长脉脉形搏动是上过寸部，下过尺部，柔和均匀条达。

紧脉：紧脉脉形来往有力，宛如绳索搏动弹人手指。

动脉：动脉见于关上下，无头尾，如豆大，厥厥动摇。

牢脉：牢脉是在极沉的部位出现，实大而弦长。

〔文献选录〕

《伤寒论·辨太阳病脉证并治》："太阳病，下之其脉促，不结胸者，此为欲解也。脉浮者必结胸也。脉紧者必咽痛。脉弦者必两胁拘急。"

《金匮要略·腹满寒疝宿食病脉证并治》："寸口脉弦者，即胁下拘急而痛，其人啬啬恶寒也。"

《金匮要略·痰饮咳嗽病脉证并治》："脉双弦者寒也，脉偏弦者饮也。"

上文说明弦脉是胁下拘急而痛的根据。弦脉多主痛，主郁，主水气。李时珍说："单弦为饮，为痛。"

〔弦脉主病〕

弦脉多见于肝气郁结，肝阳亢盛一类疾病。在血虚的病人，由于肝木失于涵养，肝阳易亢，脉象就要出现弦象，症状多表现为胸胁痛，心烦；或出现水饮停留等疾患。

一般说来，凡是有余的病，脉多见弦大兼滑比较有力；若是不足的疾病，多见弦细小数，或细弦且紧，按之多无力。

一定要以兼脉来分析疾病的原因。

李时珍在《濒湖脉学》中说："浮弦支饮外溢，沉弦悬饮内痛，疟脉自弦。弦数多热，弦迟多寒。弦大主虚，弦细拘急。阳弦头痛，阴弦腹痛。单弦饮痛，双弦寒痼。"

〔弦脉兼脉〕

1. 弦兼浮

（1）弦兼浮，中取弦濡，按之滑而躁动不安者。弦则为郁，浮则主表，中取弦滑是痰浊内蕴，按之滑而躁动不安说明内有痰浊郁热。可用化痰浊之法。

（2）弦兼浮而按之弦滑，沉取略有力者。浮弦为风痰之象，按之弦滑为中有痰热内阻，沉取略有力是偏于有余之征。当用祛风痰之法。

（3）弦兼浮而按之濡滑，沉取仍有数意者。此脉是热郁于内，风痰湿浊互阻。当以清化痰浊方法。

（4）弦兼浮而按之濡滑，沉取虚濡无力者。浮弦为风痰郁热于表，濡滑是湿痰之象，沉取虚濡无力是中阳不足、气分又虚。当议补法，不可先治其痰。

（5）弦浮兼见如按鼓皮状者。是属革脉，全是血虚之象。可参考革脉治法。

2. 弦兼沉

（1）弦兼沉，按之迟缓涩滞不畅，沉取涩迟者。沉弦主悬饮内痛，迟缓者为不足之象，涩迟乃血少气虚，寒邪阻涩故少腹作痛。当以温寒化饮缓痛之法。

（2）弦兼沉，按之濡弱，沉取虚弱若无者。沉弦多为寒邪郁疼。濡软者为气分已虚，沉取虚弱若无是气虚阳衰之象。当益气温寒以缓疼痛。

（3）弦兼沉，按之弦紧，沉取弦急，按之无力者。这是寒邪疼痛，癥瘕积聚之类疾病。当以温阳缓痛。

（4）弦兼沉，按之滑实，沉取有力者。沉则主里，弦乃郁象，滑脉主痰，实乃邪实。沉取有力，说明是内实有余之症。当以攻之逐之，以邪去为吉。

3. 弦兼滑

（1）弦兼滑而按之细小，沉取细小弦滑，似有数意者。弦脉主郁，滑则为痰。按之细小，说明阴伤血不足。沉取细小弦滑似有数意，是阴虚肝热，虚热上扰。当以甘寒疏泄，少佐养血。

（2）弦兼滑而按之滑濡，沉取濡软力弱者。弦滑多为肝热夹痰，滑濡乃湿痰之象，沉取濡软力弱是正虚气分不足。当以先治标热，缓则补中。

（3）弦滑相兼，两寸尤甚，按之略数，沉取有神者。弦滑是痰浊蕴热，两寸尤甚是心肺上焦之热，按之略数说明是火热之象，沉取有神是邪热实火。当以泄热清火之法。

（4）弦滑并见，按之且数，沉取滑实有力者。弦滑乃肝热痰食，按之且数说明有热象，沉取滑实有力是痰浊蕴热邪实。当泄化痰浊，兼以清热。

4. 弦兼数

（1）弦兼数，按之滑实，沉取细弦有力者。弦脉主郁，数为热象，滑实者邪气有余，沉取细弦有力乃阴伤虚热上扰。理当泻肝热，化痰浊，兼养血和阴。

（2）弦兼数，按之弦细且滑，沉取力弱者。弦数者郁热之象，按之弦细且滑是肝热有痰之征，沉取力弱说明正气已不足。当考虑从本虚方面治疗。

（3）弦数同见，中取尚可，按之濡滑，沉取力弱者。弦数者乃肝经之热，按之濡滑是湿邪痰浊互阻，沉取力弱是正气不足。当先泻其有余，兼议不足。

（4）弦数相兼，中取濡软，按之虚弱无力，沉取若无者。弦数者，肝经之热也。中取濡软，为正气之虚。按之虚弱无力，是正气不足，中阳又虚。理当补正。

5.弦兼迟

（1）弦兼迟，按之濡滑，沉取虚弱无力者。弦为木郁之象，迟司脏病而主寒邪，按之濡滑是痰湿互阻，沉取虚弱无力说明本质是气虚阳不足，当用补法，以观动静。

（2）弦兼迟，按之滑缓，沉取虚微若无者。弦脉主饮、主郁、主痛，多为血少阴不足之象。迟则为寒，又主脏病。按之滑缓，为阳虚寒湿不化。沉取虚微若无，说明正气大亏，阳气已衰。当以补正温阳之法。

（3）弦兼迟，按之细弱，沉取无力者。弦主寒痛，迟司脏病。按之细弱，细为血少，弱乃阳虚。沉取无力，属阳虚气弱，正不足之证。当用补正方法。

（4）弦兼迟，按之细弦而沉取有神者。弦为血少阴伤，筋脉失于柔养。迟司脏病或多痰疾。按之细弦是阴伤血不足。沉取有神，是正虽虚而不衰。当养之扶之。

6.弦兼涩

（1）弦兼涩而沉细，按之模糊不清者。弦脉多为血少精伤；涩为气滞，络脉失养。暴发者当责之于暴怒，为重度郁结之象；日久者当责之血少精伤。按之模糊，气闭之象。当先疏调开郁。

（2）弦兼涩，按之弦滑，沉取涩滞不畅者。弦涩之脉，多见于暴怒气结。按之弦滑，乃有余之象。沉取涩滞，是气分不畅。当以疏调开郁之法。

（3）弦兼涩，按之细而偏实，沉取略滑者。弦滑细乃血少气分郁滞之象，偏实略滑全是有余之象。当以调郁方法。

（4）弦兼涩而按之细弱，沉取若无者。弦涩是血少阴分不足，按之细弱，为气分之亏。沉取若无，此属中阳大衰，气血不足。当以补血益气之法。

7. 弦兼细

（1）弦兼细，按之小滑略数，沉取弦细滑数有力者。弦则为郁，细为血少，小滑数全是阴伤虚热上灼。当甘寒育阴，少佐泻热。

（2）弦兼细，按之数，沉取滑实者。弦细数是阴不足，血少而失于濡养之象。沉取滑实为有余之邪。当以泻热为治。

（3）弦兼细，按之濡滑，沉取虚软者。弦则木郁，细为阴伤。按之濡滑，沉取虚软，说明是实质气虚。当益气养血，根据具体情况酌情用药。

（4）弦兼细，按之虚软，沉取若无者。弦细多是阴伤，按之虚软，阳亦不足。可用益气补阳方法。必须俟阳复，则阴亦缓和。

8. 弦兼长

（1）弦兼长，按之细滑，沉取偏有力者。弦脉主木郁，长则主有余。按之细滑，说明血少偏于邪实之象；沉取偏有力，也属实邪。当以先泻其有余为治。

（2）弦兼长，按之滑实，沉取搏指有力者。弦长是肝郁邪实。沉取搏指有力，此血少阳亢，虚热化火。当以泻化郁热方法。

（3）弦兼长，中取濡软，按之虚弱，沉取无力者。弦长相兼，木郁阴伤，邪气有余；中取濡软是湿之象也；按之虚弱，沉取无力，全是气分不足。当调木郁，养营血，少佐益气。

（4）弦兼长，按之虚弱无力，沉取若无者。弦长互见，木郁邪热上灼之象；按之虚弱无力，沉取若无，是正虚已极，阳气衰竭。当以益气补正之法。

9. 弦兼实

（1）弦兼实，按之滑数，沉取有力者。弦则主郁，实为邪实。滑数者，痰湿积滞互阻不化。沉取有力说明里有实邪。当以攻逐实邪为治。

（2）弦兼实，按之滑动，两关尤甚者。弦实者郁热邪实，按之滑动，两关尤甚，此肝脾郁热，食滞互阻。当以泄化肝胃郁热为治。

（3）弦兼实，按之濡滑，沉取力弱者。弦实是肝郁且热，濡滑乃湿郁中焦。沉取力弱，说明并非实邪有余，实质是有正虚的一面。有时必须先补正，才能缓和脉之弦实。

（4）弦实相兼，按之虚软力弱，沉取若无者。弦实似属有余，今按之虚软，又是中阳不足。沉取若无，是正气大亏，血分不足。当用补正方法。

10. 弦兼缓

（1）弦兼缓而按之滑濡，沉取有神者。弦脉主郁，缓为不足，多是血虚。按之滑濡乃为湿痰；沉取有神，并非病邪，而是正气尚足。不可用补法。

（2）弦兼缓，按之硬而不柔，沉取弦实者。弦为郁象，缓属气分不足。按之硬而不柔，非属实证，多是阳亢。沉取弦实当考虑为血脉坚脆之象。

（3）弦兼缓，按之细弦，沉取弦滑不静者。弦为郁象，缓是气分不足，中阳已虚。按之细弦，沉取弦滑不静，都是热蕴于内之象。当用泄法，先治标邪，余缓图之。

（4）弦缓相兼，按之濡软，沉取虚弱若无者。弦则为饮，又主疼痛；按之濡缓，是阳不足，气分又虚。沉取虚弱若无，确属阳虚气衰。当温之养之，以益气补中为法。

11. 弦兼紧

（1）弦兼紧而按之不足，举之有余，沉取仍为有力者。此浮弦紧，外感风寒之象。沉取仍为有力，是正气尚盛，邪气外侵。当用辛温发汗法，使邪随汗解。

（2）弦兼紧而按之弦实，沉取弦紧牢实者。是寒邪内蕴，属于实邪。当以温散拈痛，俟寒解而郁亦缓矣。

（3）弦兼紧而按之弦滑，沉取濡软小滑者。弦紧多是寒痛，按之弦滑是痰湿之象，沉取濡软小滑是阳气不足。当以温散缓痛方法。

（4）弦兼紧，按之濡软力弱，沉取虚微若无者。弦紧为寒主痛，濡软力弱是阳虚，沉取虚微若无乃阳虚已极。当用温法、补法。

12. 弦兼促

（1）弦兼促，中取有滑濡之象，沉取虚弱力差者。弦为木郁之象，促为数而时一止，中取滑濡为湿阻阳衰，沉取虚弱无力是阳不足而中气虚。当用补法。

（2）弦兼促，按之濡软力弱，沉取虚微若无者。弦促而按之濡软力弱，沉取若无，尽是阳虚中阳不足之象。当以重剂补益。

（3）弦兼促，按之弦滑较有力，沉取弦滑而实者。弦为郁结，按之弦滑有力属痰热郁结，沉取弦滑而实是邪有余。当以化痰泄热方法进行治疗。

（4）弦兼促，按之弦滑数搏指有力，沉取滑实有力者。弦促及弦滑数搏指有力，都是痰火郁热互阻不化，沉取滑实有力乃是邪实。当以泻热为治。

13. 弦兼结

（1）弦兼结而按之弦滑，沉取弦结滑有力者。弦则为郁而又主痛，结则为痰饮积滞阻于络脉。沉取弦滑结有力，皆是有余之邪阻遏络脉。不可以虚论治。

（2）弦兼结，按之细滑，沉取细弦滑结者。弦结而按之细滑，是血少阴伤、痰食积滞互阻之象。当化痰食积滞。

（3）弦兼结而按之濡软，沉取虚弱无力者。见此脉说明其本质阳不足，气分虚而有血少肝郁之象。当以益气为先。

（4）弦兼结而按之虚弱，沉取若无者。这种弦结主阳虚气衰，而非血虚肝郁。故当用补法，观其舌色证，酌情用药。

14. 弦兼代

（1）弦兼代而按之滑动急躁，沉取滑实有定数停跳者。弦则木郁，代为气血郁结。滑动急躁为热郁于内，不得舒畅。虽有定数停跳，但沉取滑实，不可按气血不足定论，仍需从滑实之脉着眼。当从化食滞、开郁入手。

（2）弦兼代，按之小滑而细，沉取弦急者。弦代相兼，为血虚木郁、气血结滞之象；小滑弦急沉细则是阴伤血少，虚热灼津。当以养阴折热方法。

（3）弦兼代，按之濡滑，沉取虚弱无力者。弦代兼见，木郁而血气瘀滞；按之濡滑是湿阻痰浊；沉取虚弱无力，属正虚气分不充。当用益气补血方法。

（4）弦兼代，按之虚弱无力，沉取虚弱无根者。弦代相兼，肝郁气血瘀滞；按之虚弱无力，沉取虚弱若无，全属本虚气衰。当以益气补中为法。

15.弦兼虚

（1）弦兼虚而按之弦滑，沉取较有力者。弦为木郁，虚主气衰。按之弦滑，是痰浊蕴热之象，沉取较有力，说明是偏有余之邪，非正虚也。治当兼顾。

（2）弦兼虚，按之弦细力弱，沉取弦细无力者。弦则为郁，虚属气衰。按之细小力弱，多属血分不足。沉取弦细无力，是偏于血少阴分不足。治当益气养血兼顾。

（3）弦兼虚，按之濡缓，沉取虚弱者。弦虚并见，为血虚气衰；按之濡缓，亦是正气不足；沉取虚弱，仍当以养血益气方法。

（4）弦兼虚，按之虚弱，沉取若无者。弦虚并见，血少气衰；按之虚弱，正气不足；沉取若无乃正不胜邪，必须扶正。

涩 脉

〔定义与形象〕

涩脉的形象与滑脉是相反的。这种脉形说明血液流动艰难，往来迟滞不畅，涩艰极不滑利。古人称它是轻刀刮竹，也是说明滞涩不畅之意。所谓如病蚕食叶，无非是形容血液运行缓慢。这种脉象多在中取或沉取时始能体会出来。此脉多发于暴怒，或血少精伤。

〔近似脉鉴别〕

缓脉：缓脉去来小驶于迟，有从容和缓之意。

迟脉：迟脉在一呼一吸之中，脉来三至。

结脉：结脉是脉搏往来缓慢，一息四至，并有停跳。

〔文献选录〕

《金匮要略·腹满寒疝宿食病脉证并治》："问曰：人病有宿食，何以知之？师曰：寸口脉浮而大，按之反涩，尺中亦微而涩，故知有宿食，大承气汤主之。"

《伤寒论·辨太阳病脉证并治》中指出："伤寒，阳脉涩，阴脉弦，法当腹中急痛，先与小建中汤，不瘥者，小柴胡汤主之。"

这都说明涩脉是因寒凝导致气血流行不畅所致。但宿食停留也可以见涩脉，一般多是气分郁结，气机不畅而成。

〔涩脉主病〕

涩脉，多是气血流行不畅而出现的脉形。新病多属气分郁结，气滞而血流不畅，多形成疼痛。久病即属于血少寒凝，血因寒而凝滞不畅，甚或闭而不行，如妇女闭经之病。李时珍说："涩缘血少或伤精，反胃亡阳汗雨淋，寒湿入营为血痹，女人非孕即无经。"这确实与临床现象是符合的。

也有因宿食致涩者，其舌苔必厚。这是由于食滞阻遏气机，气血不畅所致，必须去其瘀滞，化其宿食，如承气汤、化滞丸、保和丸之类。

〔涩脉兼脉〕

1. 涩兼沉

（1）涩兼沉，按之细弦，重按沉涩不畅者。沉则主里，涩属气郁。新病暴发者，多是由于大怒之后，气血逆乱，气分结滞，患者多面青暗晦；久病多是气血郁滞，或气血不足。按之弦细，可以肯定是血虚肝郁。当养血解郁。

（2）涩兼沉，按之细小且弱，沉取弦迟似有力者。涩为血少精伤，细小且弱是元气虚衰。沉取弦迟，是久病寒凝，气血不畅，多是积聚、癥瘕一类沉寒痼冷之陈疾。治之必须用温寒、通经活血等方法。

（3）涩兼沉，按之濡软迟缓者。涩脉是血脉失去濡养，濡软是气虚阳不足，迟缓乃血虚寒冷，气血不能流畅，可能发为寒湿之痹。当以温经散寒、通络、缓痛方法治之。

（4）涩兼沉，按之虚微，两尺若无者。涩主血少失精，男子失精女子崩。这是说虚人伤精失血过度，表面上脉沉涩，按之必虚微或两尺虚微若无。治当以养血填补为法。

（5）涩兼沉，按之关尺实而有力者。见此脉之病人多见腹胀、腹痛、舌苔老黄且厚，这一类的沉涩脉，属于有余之邪。必须用攻克之药，以消导之。

2. 涩兼迟

（1）涩兼迟而按之沉细弱无力者。涩为血少精伤，迟主不足。按之沉细弱无力，全是里虚气衰，正气不足。当以温寒益气为治。

（2）涩兼迟，按之濡软，重按虚微若无者。涩为阴精不足，迟脉多主寒凝。濡软虚微若无，属气分过虚，中阳大衰，命火式微，元阳不固，虚亏已极。当温命火，助心阳，标本同治。

（3）涩兼迟，按之弦细，沉取弦而且长者。涩迟全为阳气不能通畅，弦细是阴伤阳有余。沉取弦长，说明内有郁热，属于有形实邪，是有余之病，决非虚证。当祛郁热实邪。

（4）涩迟相兼，按之弦硬，重按迟长有力者。涩迟是气血不能运行，弦硬乃阳亢阴分不足。重按迟长偏有力，是肝郁日久，邪热闭遏，虽属久病而貌似虚证，但不能专事补腻，必须详审舌色与证，仔细参考，切不可以外貌定证，否则病无愈期，越补越重，不可忽视。

3. 涩兼缓

（1）涩兼缓，按之弦细且长，沉取弦实者。涩为血气阻涩，缓为阳气不行，弦细者肝郁血少。沉取弦实者，是里有郁热。多是邪有余，当以调之，开其郁闭。

（2）涩兼缓，按之弦硬，沉取弦而有力者。涩缓皆属郁结之征，按之弦硬为郁热蕴久。沉取有力，也是郁热较深，为有余之实邪。当以祛邪为主。

（3）涩兼缓，按之濡软，沉取虚弱无力者。涩为血少，缓为阳虚。濡软者气分不足，或有湿邪阻遏。沉取虚弱无力，全是正虚阳不足。当以温之养之，大力补正为要。

（4）涩兼缓，按之虚弱，沉取虚微若无者。涩为血少精衰，缓为阳气不足。按之虚弱是阳虚气衰。沉取若无，为元阳火衰，正气不足。当以补正方法。

4. 涩兼虚

（1）涩兼虚，按之弦细，沉取细弦躁动不静者。涩是血少，气分不畅；虚脉主气分不足，阳气已衰；按之弦细，是阴伤血少；沉取细弦，躁动不静，是血虚热扰，大有阳亢之意。可急以育阴潜阳为治。

（2）涩兼虚，按之弦硬，沉取弦而有力者，涩为气血不畅，虚为中阳不足。弦硬是肝阴已亏，肝阳过亢。沉取弦而有力，是邪热亢盛。当先泻邪热，以治其标，余缓图之。

（3）涩兼虚，按之濡软，沉取虚微若无者。涩虚纯属气血两亏，湿阻不化。沉取虚微若无，确为气虚已极，根蒂不固。急以益气补中方法。

（4）涩兼虚，按之涩滞不畅，沉取反带弦象者。涩虚相见，气分不畅，气血流通受阻。本当沉取仍涩，反见弦象，纯属暴怒郁闭，气分因郁不畅所致。治宜疏调开郁方法。

5. 涩兼细

（1）涩兼细，按之弦滑，沉取仍有力者。涩是血少精伤，细为脏阴不足。按之弦滑，为有余之脉。沉取仍有力，说明并非完全是虚，内仍有痰湿蕴热之邪。如舍其标热而单纯顾阴，必将铸成大错。临证宜加详审。

（2）涩兼细，按之弦细略数，沉取细弦数而有力者。涩细全是阴伤血少，按之弦细数则是阴伤有热。又沉取细弦数有力，明显是热郁火邪。当治实热。

（3）涩兼细，按之细弱如丝，沉取微细若无者。涩为血少津液不充，细脉是血虚阴伤。按之细弱如丝，细为血少，弱乃气衰，如丝者，言细弦之状也。阴伤热自生，微细者，阳气大衰也。此处之细，言微弱之无力也，非细脉血少之细。本脉证属气分不足，当以益气为主。

（4）涩兼细，按之虚濡，沉取虚微若无者。涩是血少精气不足，细乃阴虚液少，虚濡乃阳气不足，沉取虚微若无是阳虚气衰。当用补阳益气方法。

6. 涩兼弦

（1）涩兼弦，按之且细，沉取细弦略有数意者。涩为精伤血少，细弦乃阴虚阳亢，沉取细弦略数，是阴伤虚热内灼。当从育阴入手。

（2）涩兼弦，按之滑数，沉取细滑数而有力者。涩弦是血少阴伤，气分不畅。按之细滑数，是痰湿蕴热互阻。沉取滑数而有力，为血虚痰热。总之是偏于有余之邪。以"有余泻之"为法。

（3）涩兼弦，按之细弱无力，沉取虚微者。涩弦全是阴伤血少，按之细弱乃气血不足，沉取虚弱无力则偏于气分不足也。治当益气养血。

（4）涩兼弦，按之弱虚无力，沉取虚微若无者。涩为血少，弦主木郁。按之弱虚，全是阳衰气分太虚。沉取虚微若无，为阳虚已极，下元不足，命火式微。当益气补虚，温补命火。

7. 涩兼结

（1）涩兼结，按之弦细，沉取滑实有力者。涩为血少精伤，弦细者血虚失于涵养。沉取滑实，说明实质是有余，并非不足。治宜虚实兼顾。

（2）涩兼结，按之弦硬，沉取两关弦实者。涩结都是血少气分不足。弦硬属郁热，偏于邪实。沉取两关弦实，是肝胃不和，木土相克。当以调和木土。

（3）涩兼结，按之濡缓，沉取虚弱无力者。涩结而濡缓，为血少精伤，元气不足。沉取虚弱无力，亏在下元，中气虚衰。当用填补下元，益气固本方法。

（4）涩兼结，按之虚缓，沉取微弱若无者。涩是血少，结为气结，虚是阳虚，缓主气衰。沉取微弱无力若无，是本虚气衰。应大补元阳，从本治疗。

8. 涩兼代

（1）涩兼代，按之弦实，关脉尤甚，沉取弦实有力者。涩为气血不足，精液衰少。代脉定时停跳、两关尤甚，是木郁土壅，蕴热结滞之象，绝非虚证。当以疏调郁结方法，治在肝脾。

（2）涩兼代，按之弦细，沉取略有力者。涩代全是气血不充而经脉失于濡养之故，弦细偏于血少。但沉取略有力，不能断成虚衰。当从养血调木郁考虑。

（3）涩兼代，按之细弱，沉取虚微若无者。涩为血少，代是不足，多是气血不能正常运行。细弱之脉乃血虚气弱，沉取虚微若无说明阳虚气衰。当大补气血。

（4）涩兼代，按之虚濡，沉取力弱者。涩代全是不足，虚濡又主湿阻气衰，沉取力弱也是正虚气血不足。当以养血益气之法。

芤　脉

〔定义与形象〕

芤脉是一种失血的脉象，一般多见于暴然失血过多的病人。芤脉的形态是浮大而软，按之中空，两边实，状如葱管。

〔近似脉鉴别〕

浮脉：浮脉按之不足，举之有余，如水漂木。

虚脉：虚脉浮大而濡，又有缓软之意。

洪脉：洪脉来势较盛去略衰，近似浮大而缓软。

革脉：革脉浮位而弦，并虚晃不稳，加力压之则无。

〔文献选录〕

《伤寒论·辨阳明病脉证并治》："脉浮而芤，浮为阳，芤为阴，浮芤相搏，胃气生热，其阳则绝。"

〔芤脉主病〕

芤脉，多见于暴然失血之后。因为失血过多，虚火上炎，所以脉形多见浮大。因为暴然失血过多，所以脉管明显空虚，故见中空。慢性病的失血，或月经淋漓日久，体质虽差，但不会见到芤脉，这是我们要掌握清楚的。

〔芤脉兼脉〕

1. 芤兼浮

（1）芤兼浮，略濡软，沉取虚微若无者。芤主暴然失血，浮脉多表示病在表位。濡软是气分不足，中阳又虚。沉取虚微若无，是阳虚气衰。当用补正方法。

（2）芤兼浮且濡滑，沉取滑弦力弱者。芤为失血之脉，浮主表位，濡滑者说明湿热蕴郁于中，沉取弦滑力弱也证明是里热蕴郁之证。当以清化痰浊方法。

（3）芤兼浮带弦细，沉取弦急者。芤浮相兼，失血多在阳分，可能是浅表部位。从弦细看，说明是血少阴伤之象。沉取弦急，是热郁于内。当以清化法治之。

（4）芤兼浮，中取弦急，沉取弦急略数者。芤浮是属失血之疾。弦急乃是热郁于内。沉取弦急略数，说明热郁于里。可用清热和营，凉血化瘀等方法。

2. 芤兼缓

（1）芤兼缓，带虚濡，沉取虚微若无者。芤主暴然失血，缓脉多为湿郁不宣，虚濡者正气大伤。沉取虚微若无，是失血之后，气分大伤。急以扶正固本，当用独参汤，防其亡血气脱。

（2）芤兼缓，带弦滑，沉取弦细而急躁不静者。芤缓相兼，失血而又兼气伤。又按之弦滑、沉取弦细急躁不静，为阴伤虚热上灼。当以育阴折热之法。

（3）芤兼缓且洪滑，沉取无力者。芤为失血，缓乃气伤，洪滑者热郁之甚而气分又伤。从沉取无力来看，确是气伤较重。当以益气为本，清热是标，参考主证，再行处理。

（4）芤兼缓略弦实，沉取弦滑实有力者。芤缓是失血气分亦伤，弦实是热郁较甚，沉取弦滑有力说明是热邪甚重。当以泻热为急，俟热减血和，出血自止。

3. 芤兼促

（1）芤兼促，按之弦滑细数，沉取细促有力者。芤主失血，促乃热郁之象。弦滑细数，全是阴伤虚热上灼。沉取细促有力，是为热邪实邪。当从泻热为治。

（2）芤兼促且洪滑，沉取弦促力弱者。芤促相兼，多是热郁失血之脉。按之洪滑是热郁实火上灼，沉取弦促是肝郁热蕴，力弱者乃正气受伤。当先以泄热法治之。

（3）芤兼促，略濡滑，沉取虚软无力者。芤促是热郁出血，濡滑乃阳虚气弱。沉取虚软无力，也是正虚气衰。当从补正入手。

（4）芤兼促，略虚微，沉取若无者。芤兼促，是火热之郁迫血妄行。虚微者，是正虚气分不足。沉取若无，是气虚中阳又亏。以补中益气、培本填下法治之。

4. 芤兼结

（1）芤兼结，带弦滑，沉取滑实偏有力者。芤为失血之脉，结乃气结血滞，故缓而时止。弦滑乃痰湿蕴热之象，沉取滑实偏有力为痰热偏实之证。当以清化痰热为治。

（2）芤兼结，带弦细，沉取迟缓而有停跳者。芤为失血，结乃气血结滞之象，弦细属阴伤热郁。沉取迟缓且有停跳，是热邪结滞，血脉受阻。此非虚象，当先调理，以观其后。

（3）芤兼结，按之濡缓，沉取虚软无力者。芤结互见，主失血与气血结滞，濡缓乃湿郁之象。沉取虚软无力，是阳虚正气不足。当用益气补中之法。

（4）芤兼结，按之虚弱，沉取微弱若无者。芤结按之虚弱，虽是失血，却有中气不足部分；或是暴怒闭滞，气机不畅，如面青者是暴怒郁结之象，如面色白者，多有气脱之可能。

5. 芤兼代

（1）芤兼代，按之虚濡空大，沉取虚大若无者。虚大芤代结合是阳虚中气不足。沉取虚大若无，是根蒂不固。当以补益正气。

（2）芤兼代，按之濡滑，沉取虚弱力差者。芤为失血，代脉多虚，按之濡滑乃湿郁中宫之象，沉取虚弱无力是偏虚之病。可酌进补益，但不可过猛，量亦须轻，观察治之。

（3）芤兼代，按之弦细，沉取细弦且滑，略有躁动之象者。芤代之脉，如按之弦细是血虚肝郁之象。沉取细弦滑又有躁动之意，说明是热郁之象。当以清化为治。

（4）芤兼代，按之弦滑，沉取弦滑急躁，重按有力者。见此脉，当从热郁痰火入手治之。如体质差，可缓治之，或重药轻投，但不可用补法。

6. 芤兼数

（1）芤兼数，按之弦滑，沉取弦滑数有力者。芤为失血之脉，数乃热象。按之弦滑，且沉取弦滑数而有力，是邪气实。

当先祛其邪，以折其热。

（2）芤兼数，按之弦细，沉取弦细小滑而数者。芤数之脉为热迫失血，按之弦细是阴伤之体。沉取弦细小滑数，说明是阴伤热扰。当先以清其邪热为主。

（3）芤兼数，按之濡滑，沉取濡软虚弱无力者。芤数者热迫亡血，按之濡滑是湿阻之象，沉取濡软虚弱无力是气分不足。当考虑用补正法。

（4）芤兼数，按之细弦小数，沉取细小弦数，重按无力者。芤数按之细弦小数，说明阴伤液亏，虚热化火。又按之无力，则说明是虚证。当从益气增液入手，但不可过用甘温。

（5）芤兼数，按之虚软，沉取虚微数无力，重按若无者。芤数之脉，为虚热失血。按之虚软、沉取虚数无力、重按若无，全说明正气不足，气不摄血。当以益气固阳为法。

7. 芤兼迟

（1）芤兼迟，按之虚微无力，沉取微弱若无者。芤为失血，迟则主寒。虚微者阳气不足，沉取微弱若无，亦说明阳虚气衰。理当补正为治。

（2）芤兼迟，按之濡软，沉取濡滑且迟者。芤迟结合，为正衰失血。濡软者乃气分之虚，湿邪阻遏阳气。沉取濡滑且迟，为气弱湿阻。

（3）芤兼迟，按之弦滑，沉取弦滑较有力者。芤迟而按之弦滑，为痰热蕴郁之象。沉取弦滑较有力，是热郁于内。治之当用清法。

（4）芤兼迟，按之细弦滑，沉取弦滑迟有力者。芤迟而按之细滑，此属阴不足而热郁之象。沉取弦滑迟也说明是热象。可先以治热郁为主。

8. 芤兼洪

（1）芤兼洪，按之滑实，沉取弦滑有力者。芤为失血，洪是虚热。按之滑实，此火热偏实，热炽于内。沉取弦滑有力，是火热之邪内蕴，偏于实火。当用泻法。

（2）芤兼洪，按之弦细，沉取弦细滑有力者。芤兼洪为热郁失血，内热过炽。按之弦细是阴伤。沉取弦细滑有力，是阴虚内热，偏于实火。

（3）芤兼洪，按之濡滑，沉取虚微力弱者。芤洪是热郁于内，失血之脉。按之濡滑，乃正气又伤，或湿阻之象。沉取虚微力弱，是正衰气分大伤。当从益气着手。

（4）芤兼洪，按之虚微，沉取若无者。芤洪相兼，热郁失血；按之虚微，正气大伤；沉取若无是元气不足，中阳大虚。当以益气补正之法。

9. 芤兼虚

（1）芤兼虚，按之虚微，沉取细小带弦者。芤为失血，虚乃正衰。按之虚微，说明正气大衰。沉取细小带弦，此是阴分不足，血虚之象。当以养血益气之法。

（2）芤兼虚，按之虚微，沉取虚微若无者。芤虚之脉，是失血气伤之象。按之虚微是正气大伤。沉取虚微若无，是正气衰而势将虚脱。急当益气固脱，防其厥变。

（3）芤兼虚，按之弦细，沉取弦细数者。芤为失血，虚乃气虚。按之弦细是血少阴分不足，沉取弦细数，是血虚阴伤，虚热之象。当先泻其有余，补其不足。

（4）芤兼虚，按之弦滑，沉取弦滑数者。芤虚是失血气衰，按之弦滑乃肝热阴伤。沉取弦滑数，说明热邪内蕴。当以泻火折热为治。

10. 芤兼微

（1）芤兼微而按之弦细，沉取弦急者。芤为失血，微为阳微。按之弦细乃阴伤木郁之象。沉取弦急，亦说明热郁筋急。当以和阴折热、柔肝育阴之法。

（2）芤兼微，按之弦滑，沉取有力者。芤为失血，微为阳微。按之弦滑，此热之象也。沉取有力，亦属有余之征。当以泄热和阴，余缓治之。

（3）芤兼微，按之微弱，沉取弦细者。芤乃失血之脉，微为阳微气弱，沉取弦细是阴伤木郁。当用养血柔肝之法，暂勿用益气药。

（4）芤兼微，按之微弱，沉取若无者。芤微相兼，失血气伤，中阳大亏，按之微弱，沉取若无，全是虚弱已极、脱厥在即。急当益气回阳，防其不测。

下篇

文魁脉案选要

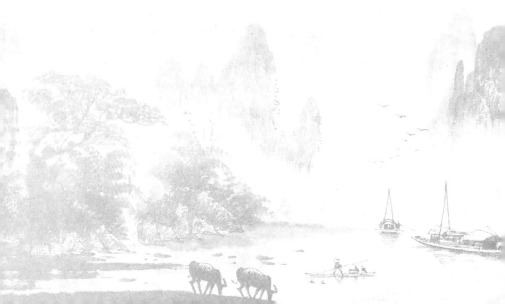

宣统帝脉案一则

宣统九年①正月十三日酉刻：赵文魁请得皇上脉息，左寸关浮数，右寸关洪数。胃蓄饮热，微感风凉。以致头晕肢倦，胸满作呕，手心发热，舌苔白、根略厚。今拟清解止呕化饮之法调理。

粉葛根二钱，薄荷一钱，连翘二钱，竹茹一钱，焦三仙各三钱，橘红八分，枳壳二钱（炒）。

引用：清麟丸一钱（煎）。

正月十四日：石国庆、赵文魁请得皇上脉息，左寸关浮缓，右寸关清数。外感渐解，惟肺胃湿热尚盛，以致身肢疲倦，胸满干呕，皮肤微热，饮食欠香。今议用和解清肺化滞之法调理。

粉葛根一钱五分，薄荷八分，炒栀二钱，蒌皮三钱，焦三仙各二钱，枳壳二钱（炒），酒军一钱五分，竹茹一钱。

引用：法夏一钱、酒芩三钱。

正月十六日：石国庆、赵文魁请得皇上脉息，左关和缓，右寸关滑缓，诸证均愈。惟肺胃浮热未清，今议用清肺导热之法调理。

---

① 注：清·宣统帝溥仪，1909 年登基，1911 年（宣统三年）辛亥革命成功，推翻了清王朝的统治，但在北京紫禁城故宫内，溥仪仍保持着他的"皇帝尊号"，直到 1923 年被冯玉祥逐出故宫为止。在这段时间中，宫中有关溥仪的文字记载仍记作宣统某年。当时，先父仍任"清太医院院使"，每逢给溥仪看病，仍用旧制，由"太傅""少傅"陪同诊治，必先经共同协商才开方用药。

干麦门三钱，陈皮一钱五分，蒌皮三钱，木通一钱，细生地三钱，草梢六分。

引用：鲜竹叶十片。

绍琴按：本病脉象左寸关浮数，右寸关洪数，是属外感病。因浮则主表、主卫分证；数乃热象，右寸关洪数，洪是热象，数亦主热。总的看来是：胃蓄饮热，微感风凉，故头晕肢倦，胸满作呕，手心发热。从舌苔黄白并不发干说明胃蓄热饮，表感风邪。治疗必须用清解其热兼以化饮定呕治之。

从用药方面可以看出：葛根、薄荷以辛开疏解其表分，连翘、橘红、竹茹以清解和胃定呕理气，用枳壳、焦三仙以和胃清里，兼以导滞消化。理法方药丝丝入扣，故而见效。

端康皇贵妃脉案一则

宣统某年十月初十日：赵文魁请得端康皇贵妃脉息，左关弦滑而尚浮，右寸关仍滑，昨服化风清热调胃之药，风邪渐解，肝胃结热未清，以致左颐宣肿，牙龈酸胀。今议用疏风清胃之法调理。

川羌活一钱五分，防风一钱五分，白芷一钱五分，薄荷一钱五分（后下），荆芥穗一钱五分，葛根一钱五分，归尾二钱，赤芍二钱，青皮子（研）二钱，生石膏四钱（研），枳壳三钱，锦纹二钱。

引用：川柏二钱，元明粉二钱（入煎）。一付。

十月十一日：赵文魁请得端康皇贵妃脉息，左关弦数，右关尚清，风邪颇解，肝胃浮热未净，以致颐肿渐消，牙龈酸痛，今议用清上平肝调胃之法调理。

川羌活二钱，防风一钱五分，薄荷一钱，葛根一钱五分，甘菊花三钱，青皮二钱，赤芍二钱，归尾二钱，生石膏三钱，元参三钱，胆草一钱，锦纹二钱。

引用：泻叶一钱，枳壳二钱。

十月十二日：赵文魁请得端康皇贵妃脉息，左关沉弦，右关滑而近数，颐肿已消，惟上焦浮热未清。今议用清上宽中调理之法以善其后。

甘菊花二钱，薄荷二钱，银花二钱，连翘二钱，生石膏三钱，元参四钱，瓜蒌四钱（捣），枳壳二钱，炙香附三钱，槟榔二钱，胆草二钱，生山栀二钱。

引用：赤芍二钱，锦纹二钱。

绍琴按：本案为温毒颐肿，属于温热郁于少阳之病，温热病毒蕴郁较重，发为颐肿。吴鞠通《温病条辨》曰："温毒咽喉肿痛，耳前后肿，颊肿，面正赤，或喉不痛，但外肿，甚则耳聋。"温毒包括大头瘟、烂喉痧瘀、痄腮等一类疾病。这几种疾病，各有其特点。

痄腮，西医称之为流行性腮腺炎，多是病毒引起的，中医认为是属火郁之证，治疗先考虑郁与热孰轻孰重。若是以郁为主，当用疏风活血通络；若属热重时，则选用清热解毒而消除炎症。

"火郁发之"，因火热郁结不开，治疗必以解郁疏风活络为主，因郁不开热则清之不去。郁结已开，火热较盛时，方可用清热解毒，消炎治之。痄腮属火热郁于少阳经，治之必先考虑疏通少阳，若热邪郁结不开，妄用寒凉清之，不仅热不解，反因寒而凝滞不行，腮肿更不易消，热郁不除，轻则溃破，重则结疖不消，久成瘰疾。

本案贵妃，为皇族之家，久食肥甘厚味，内热素盛，其病郁甚热重，虽然颐肿，一味清热并不能奏效，因为郁重，其脉多是沉涩，今左关弦滑而尚浮，右寸关仍滑，是为病在卫气之分，风热蕴郁之故。因郁邪尚未疏开，热毒无路而出，颐肿当然不退，故仍议疏风清胃之法。

首用羌活、防风、葛根、薄荷疏风通络以开其郁结，其辛温辛凉并用，意在开郁疏风，并非辛温发汗。患者因腑气不通，郁热上蒸，颐肿发作。颐肿乃血瘀不行，所以方中又用锦纹（即大黄）、番泻叶、赤芍、归尾等以泄热破瘀，导滞通腑。方中疏风与泄热，化瘀与通腑合用，上开郁疏风，下以泄火并化瘀，实则开降兼施，宣泄并用。上宣下泄，共同宣畅气机，清泄邪热，消肿解毒。

后期颐肿虽消，但余热未清，故以清气热、泄胆火、活血祛瘀为治。因郁结虽开，但余热不清，腑气通而未畅，所以方中仍用赤芍、锦纹、胆草、槟榔活血化瘀，导滞泄热而收功。

火郁证以郁为主，首当开郁清热，继则清宣并施，终则清泄余邪，导滞活血而善其后。治法步步井然有序，给人以很大启示，足以效法用之。

烂喉痧痧重证脉案一则

某，男，1926 年 3 月 10 日于北京。

身热连续已逾六朝，头晕面红，唇口皆青，咽肿白腐，舌红尖锋起刺。前服甘寒滋腻，苦寒泄热，烧势不退，胸闷异常，神志萎靡，面颊青暗，两手脉象沉伏，溲少深黄。此属烂喉痧痧，斑疹内闭，不能外透，寒凉遏阻，气机不畅，大有内陷之势，亟以芳化疏透，宣其气机，希图郁开气畅斑透神清，即可转危为安矣。

处方：佩兰叶三钱，蝉衣二钱，僵蚕三钱，杏仁三钱，片姜黄三钱，炙杷叶三钱，前胡二钱，浙贝母三钱，竹茹二钱，炒牛蒡子二钱，菖蒲二钱。

二诊：1926 年 3 月 11 日。

药后幸神志已清，遍体痧痧密布，咽肿白腐依然，面色青暗渐解，舌红起刺如前，两脉弦滑且数，小溲赤短，大便略干，胸中堵满已缓。温热毒邪，痧痧斑疹，壅滞气分，逼入营血。烂喉痧痧险证，虽已得缓解，斑疹透而未齐，仍需清化宣达为治。甘寒滋腻之品，暂勿轻投。

处方：蝉衣一钱，僵蚕三钱，连翘三钱，银花三钱，赤芍三钱，炒牛蒡子二钱，杏仁三钱，陈金汁一两（冲），甘中黄三钱，芦根三钱，茅根三钱。二付。

三诊：1926 年 3 月 14 日。

前服清化宣解方药二付，斑点成长，痧痧已透，神志虽清而目眵尚多，口角破裂，咽仍红肿，白腐已退。今诊两脉滑濡略有数象，二便尚可。温热蕴郁渐解，营血之热外达，斑疹出齐，再以甘寒育阴方法。仍须忌口避风，防其本不胜病，诸当小心为务。

处方：鲜生地一两，元参三钱，蝉衣一钱，僵蚕三钱，赤芍三钱，炙杷叶三钱，川贝母三钱，麦门冬三钱，丹皮二钱，黄芩三钱。二付。

四诊：1926 年 3 月 16 日。

身热退而神志甚清，目眵甚少，喉肿已退，舌红质绛且干，斑疹已退，阴液大伤。仍以甘润益阴方法，饮食寒暖诸需小心。

处方：细生地一两，南沙参一两，麦冬三钱，知母二钱，丹皮三钱，赤芍三钱，芦根一两，茅根一两。二付。

五诊：1926年3月20日。

连服宣透清化，甘寒滋润之品，斑疹已退，身热已退净，顷诊脉象两手细小滑匀，咽部肿痛已解，连日来夜寐安好，胃纳已复，二便如常，舌净质红略干。此温热发斑，烂喉痧疹重症，目前初见向愈，阴伤已极，拟再以育阴折热，化瘀和营法治之。仍忌荤腥两周为盼。

处方：鲜生地二两，麦门冬三钱，鲜石斛八钱，赤芍三钱，丹皮三钱，僵蚕三钱，川贝母三钱，郁金二钱，茯苓三钱。三付。

绍琴按：患者服上诊方药三剂之后，诸恙皆安，调养二周而愈。1920年左右，烂喉痧疹症在北京地区流行甚广，病势甚重。回忆幼年，先父每于冬春忙于诊治本病，日以数十。1950年以后，由于卫生条件好转，从未看见过烂喉痧疹之重症。附记于此。

温热之邪，从口鼻吸受之后，热势渐增，不论在卫在气或入营内陷，皆需宣透为吉，最忌寒凉，防其凉遏入里。以寒则塞而不流，气机不畅，热邪不能外达。过服寒凝之品，故面色青暗，胸闷气促，甚则神志欠明，邪热内逼入营矣。如再不懂透热转气之法，一误再误则病无愈期。

面色晦滞，青暗不明，两眼无神，全是气机不畅，郁结之象，必须以轻清宣疏，展气机以开其郁，从营转气出卫为法。如不能透转气机，则病必内陷而重矣。

小儿麻疹衄血脉案一则

民国五年春，某王府幼儿甫三周，发热甚重，鼻衄不止，约已四五日。某医用炭剂止红，京都名医诊治，用药亦是凉血止血，清热解毒等，皆未见效。并请德医狄博尔用最新方法"焊血管"，似暂时少减，然烧势甚重，吐血盈口，病势危重，将近昏迷。

观其证、察色、切脉，患儿两目水滑流泪，面赤咳呛，上颚红点满布，脉见浮数而有力，两耳发凉，告其家属曰：疹闭不出，邪热无处宣泄，迫及营分故上逆衄矣。此佳象也，当拟凉血疏调和营，半日则疹必自透。

处方：蝉衣七分，炒牛蒡子一钱，僵蚕二钱，赤芍二钱，香犀角五分（另煎兑）。

并告其父曰：药后二三小时，疹出衄自止。

二诊：服上方药后二小时，果如余言，患儿疹出甚密，脉象滑数，衄止安睡。热势轻而未止，改用凉营泄热方法。

处方：细生地二钱，僵蚕二钱，赤芍二钱，丹皮二钱，鲜芦根五钱，鲜茅根五钱，元参二钱。

三诊：服上方药两剂后，疹出三朝，身热渐退，神志甚清，两目眵多，咳嗽成阵，面目微浮，脉弦滑而数，舌红唇裂，大便略稀。疹出已透，滞热未清，再以和营清化法治之。

处方：片姜黄一钱，杏仁二钱，浙贝母三钱，炙杷叶三钱，生地黄二钱，焦麦芽二钱。

四诊：服上方药两剂后，身热已退净，神志甚清，疹已出齐，舌苔根部略厚，余热未清，积滞未净，仍需再进原方二剂。仍需忌口、少食，防其加重。

绍琴按：麻疹是儿科常见病之一。一般发热多考虑时邪，鼻衄证多考虑肺经之热，治疗鼻衄，一定以凉肺、和营、止血为法。用炭药虽也是止血，但只是一般常法。本病从鼻衄血、高热而诊断为麻疹，这是认证的深奥。

诊断一个病，必须有很多方面的知识，不能只局限于某几个证，或几个症状。从季节的早春，见发热病，多考虑为风温。风温病很难从衄血开始，衄血病多为内部问题。先父从高热就考虑到伏邪蕴热，迫于营分，故发病即为鼻衄。又从两目流泪看出势将布疹。此卫营合邪，郁热化而为疹，疹闭不出，营热无处宣泄，故上则鼻衄，皮肤上腭必然红肿。热郁上蒸，两目视物不清，时时流泪，皆是疹出之先兆。热郁于内，食滞温热迫于营血，故发为鼻衄，甚则神昏。若专以寒凉则遏阻气机，营热无地发泄，反而不美，必须因势利导，咸寒破结，活血祛瘀。用牛蒡子开其肺闭；以蝉衣甘寒清轻，宣发透疹，兼清肝热；又用僵蚕以升清破结，疏解清热，则疹必外透。赤芍酸甘寒以凉血活瘀为主，再用香犀角之咸寒凉营透疹于外，此因热郁营分，非此不能透疹。所谓之透疹是将营热清之即透，非辛温解表之透也。

前医只顾衄血，未查其因，故用炭药以止其红，不知温邪内蕴，邪入于营，又迫卫分，势将发疹。所以止血、炭药、"焊血管"皆是治标，忽略其面赤、呛咳、耳凉、两目流泪、眵多、上腭红点满布等疹闭不出之征，不能将营热从疹而外透。通过本例可以看出先父是重视了解病机，从本治疗的。

眩晕脉案三则

例一，梁左，46岁。

平素恣食肥甘厚味，既嗜好鸦片而又有酒癖，形瘦骨立，面色黑浊。自述大便经常干结，状如羊矢，七、八天始通一次，小溲色黄且少。心烦口干，喜饮浓茶，近日来中脘水声辘辘，今晨眩晕恶心，不能站立。舌红苔白腻，脉象左手弦细有力，按之弦滑，沉取搏指。此肝经郁热，饮邪中阻，甚则胁痛即作，当急攻其热饮。先予控涎丹二分，即刻服，另疏汤剂。

处方：苏子三钱，莱菔子三钱，白芥子二钱，川楝子三钱，元胡一钱，太乙玉枢丹五分（研细末分送）。

药后两小时腹鸣作泄数次，量多色深气臭，次日即愈。

绍琴按：病者吸毒嗜酒，形瘦面苍，便结溲黄，心烦口干，左脉弦细有力。素嗜鸦片，阴液早伤，阴伤则阳亢化火，故形瘦骨立，面色黑浊，大便干如羊矢，口干喜饮浓茶。阴伤火盛，故脘中辘辘，眩晕恶心，舌苔白腻。今脉按之弦滑，知为热饮内蓄，沉取脉象搏指，定是邪实为主，故当急攻其热饮，投控涎丹而愈。

例二，孙某，女，65岁。

素患眩晕，每于恼怒之后，病势必作。发则眩晕呕吐，心中烦热，急躁易怒，夜间恶梦惊醒，甚则夜游。形体削瘦，面色不华，两颧发红，舌干瘦中裂、糙老质红，两手脉弦滑而硬，按之搏指有力，沉取细弦略急。老年血虚阴液早亏，虚热上扰，脏躁已久，当以甘寒泄热之法。忌辛辣油腻，当戒烟酒为要。

处方：生石决明一两（先煎），旱莲草三钱，女贞子三钱，生地黄三钱，白芍三钱，竹茹二钱，黄芩三钱，龙胆草一钱。

服前方药三剂后，眩晕大减，原方续服六剂而愈。

绍琴按：老妪眩晕，怒则必作，烦躁易怒，形瘦颧红，舌干红中裂，显系肝热阴伤。切脉弦滑而硬，按之搏指，知其肝热无疑。沉取细弦略急，此全属阴伤，肝失涵养，肝阳必亢。故投甘寒泄热而愈。

例三，周翁，86岁，江苏吴县。

年逾杖朝，过劳则眩晕必作，近来尤甚。老人面色㿠白，行动迟缓，言语声低。诊其脉迟缓虚濡，六部皆然，两尺无根力弱。据述每于过度劳累，则眩晕必增，胃纳不佳，近十年来喜暖畏寒明显，全是阳气不足之象。肝肾两亏，虚损之渐，所谓元真不足，下虚上实。当填补下元，治在肝肾。

处方：淡附片二钱，肉桂一钱，仙茅三钱，仙灵脾三钱，白芍三钱，山萸肉三钱，熟地三钱，黄芪三钱，潞党参三钱。

服药二剂后，病势大减，五剂则愈。改用丸药缓调以求根除。

绍琴按：杖朝之翁，劳则晕作，喜暖畏寒，面㿠白，声低微，六脉迟缓虚濡，尺部力弱。脉证合参，确属老年下元早亏，根蒂不固。故用填补下元方法而效果甚捷。

肝风脉案二则

例一，余右，58岁。

风木司天，春夏阳升之候。操持过劳，五志气火交并于上，头晕目眩，下肢无力，每因恼怒之后，四肢抽搐必作，血虚经络失养故也。两脉弦滑，按之弦细略数。治以柔肝息风，少佐潜镇，静摄休养，防其厥变。

处方：沙苑子五钱，生地黄三钱，钩藤二钱，生白芍四钱，丹皮二钱，木瓜三钱，阿胶珠三钱，生牡蛎四钱。

绍琴按：木少水涵，肝阳化风，故平日头目眩晕，恼怒每致搐作。脉来弦滑有力，见风阳鸱张之标，按之弦细略数，主阴虚血少之本。故用柔肝息风潜镇方法。

例二，胡右，56 岁。

上盛下虚，痿疾少力，时或头眩目黑。其阴亏虚于下，阳无阴恋，势必上扰，予养其阴以潜浮阳，俟脉象弦急渐转缓和为吉。

处方：淡苁蓉六钱，熟地黄五钱，旱莲草三钱，女贞子三钱，木瓜五钱，白芍四钱，炙龟板五钱，生牡蛎四钱。

绍琴按：证见痿疾，是阴虚风动之象；脉来弦急，有阴阳离决之虑。故急投育阴潜阳之剂，必俟其脉转和缓，始入坦途也。

肝火头痛脉案一则

孙左，45 岁。

阴之不足，阳之有余。有余者邪气之热，不足者真阴之虚。脉见弦细而数，故心烦急躁，失眠头痛。用养血育阴，清泄肝木之法。

处方：丹皮四钱，生白芍五钱，贡阿胶三钱，川石斛四钱，炒山栀一钱半，生地黄六钱，何首乌四钱，莲花头二枚，晚蚕砂三钱。

绍琴按：脉见弦细而数，证见烦躁失眠头痛，显是阴虚火旺，故滋少阴之阴以治本，清厥阴之热以泄标。尤妙在加入莲花头二枚，用以升清安神兼保心气。晚蚕砂三钱以泄浊，如此则气机流畅，期在必效。

木郁胁痛脉案一则

张右，40岁。

素体阴虚血少，两脉弦细且急，按之弦而有力。细为血少，弦脉主郁，急躁有力皆是血虚肝失涵养，故郁怒胸闷，嗳噫不舒。血少络脉失养，木郁不能条达。宜舒肝理气以缓胁疼。

处方：柴胡五分，茯苓三钱，盐炒砂仁三分（研冲），川郁金一钱半，橘子叶一钱半，白芍三钱，半夏曲四钱，旋覆花二钱。

绍琴按：由脉弦细知其血虚，按之弦急有力，定其肝郁之甚。故选用疏肝而不伤阴者为治。白芍柔肝养阴，旋覆花肃肺降逆，砂仁轻投，盐炒欲其润下降逆，俱见用药之精审。

木郁晨泻脉案一则

孙右，45岁。

黎明即泄，腹中绞痛，便色深黄气恶，脉来弦细急数，舌瘦干红，心烦失眠。此木郁乘脾，病在少阳厥阴，何以专事补中。泄其肝热，调其木土，甘以缓急，则晨泻自减矣。

处方：陈皮二钱，白芍三钱，防风三钱，川黄连二钱，木瓜三钱，炙甘草二钱，灶心土八钱，升麻炭三钱。

绍琴按：经云："暴注下迫皆属于热。"大凡腹痛欲泄，势不可缓者，多是热迫。黎明者阳之初升，少阳当令，亦为厥阴之尽，泻物臭秽难闻，全是肝经郁热，况脉弦细急数而舌红心烦并见，弦细者肝郁之征，急数者热迫之甚，故以苦坚泄热，甘以缓急，升和以疏解木郁而缓其急便为治疗此证之大法。

劳怯脉案二则

例一，施左，17 岁。

肝肾阴虚已久，见证已属劳怯。脉来弦滑小细数，形瘦纳呆，面色黑浊，骨蒸潮热，夜间盗汗，舌光绛而无苔，前板牙干燥而无液。滋养肝肾以退潮热，培补后天以求纳谷。

处方：鳖血拌炒银柴胡一钱，生白芍四钱，香青蒿二钱，川金石斛三钱，地骨皮三钱，生地黄四钱，山药八钱，丹皮三钱，鸡内金二钱。

绍琴按：劳怯之证，阴虚之舌，损而更见肾水之亏，纳呆又属胃阴之乏，参之脉弦细小数，知其先后天俱损，而以阴虚为甚，故以滋阴退热为法，先后天同治也。

例二，李右，40 岁。

肝肾阴虚已久，见证已属劳怯。形体消瘦，面色青黑，骨蒸潮热，夜间盗汗。脉象弦滑小细数。便干溲赤，闭经一年有余。滋养肝肾以退其潮热，培补后天以求纳谷。病势较重，怡情调养为要。

处方：银柴胡一钱（鳖血拌炒），杭白芍三钱，香青蒿二钱，地骨皮三钱，熟地黄三钱，生地黄三钱，怀山药六钱，生薏仁米三钱，连皮茯苓三钱，清阿胶五钱（烊化），香稻芽三钱。

绍琴按：本例主症是骨蒸潮热盗汗，皆是肝肾阴伤之象，细数亦阴伤之脉。治当滋补肝肾以退潮热，然参入培补后天之品，以求纳谷为佳，实为高明之着，否则专进滋腻，胃纳日呆，何以中焦取汁奉心化赤而为血？根蒂不足，安能取效乎？

火衰胃反脉案三则

例一，周左，65岁。

肾虚命火忒微，中阳不能化气，胁腹痛胀且满，食后难以运化，反逆而上，呕吐完谷，大便不解，夜不能寐，倾诊六脉沉微，尺部尤甚。夫肾为胃关，真火不足，胃失下降之能，阳虚故自觉形寒。温命火以降其逆，胃气行则大解自通。

处方：淡吴萸二钱，上肉桂一钱半，熟附片三钱，干姜一钱，茯苓三钱，砂仁五分（研冲），胡桃肉四钱，半夏三钱。

绍琴按：腹痛胀满，呕吐便闭，安得不疑其邪实为患？今切得六脉沉微，尺部尤甚，因思王太仆有云："病呕而吐，食久反出，是无火也。"证属命门衰微，中阳不运，故投温下暖中降逆之剂。

例二，瞿左，65岁。

呕恶漾吐，状如完谷，半年未愈，舌白淡润，大解不通，两手脉息沉弱且涩，再按若无。老年肾虚，命火式微，脾胃无阳以化其气，腹胀且满，食后尤甚。夫肾为胃关，真火不足，胃气无下降之能，阳虚故呕恶漾吐，自觉畏寒。温命火以降其胃，阳气行则大便自通。

处方：淡附片五钱，干姜二钱，淡吴萸二钱，上肉桂一钱半（研冲），半夏三钱，当归三钱，熟地黄三钱，炒川椒一钱半，生牡蛎五钱。

绍琴按：食入反出，漾吐完谷，是无火也，故脉沉弱重按即无。补火生土，降逆通阳，治在中下二焦，阳气行则大便自通，大便通则呕吐当止，此间至理存焉，学者当深思之。

例三，孙左，75岁。

面色萎黄无华，形体日渐消瘦，中阳不足，健运失司，朝食暮吐，完谷不化，腰腿酸乏无力，两脉虚濡沉缓。温阳益气，降逆止吐，生冷油腻皆忌。

处方：半夏三钱，吉林参一钱半（另煎兑），茯苓三钱，公丁香五分，熟地黄四钱，高良姜一钱，土炒白术三钱，干姜一钱，炒川椒一钱半，淡附片二钱（先煎）。

绍琴按：朝食暮吐，是谓胃反。《金匮》有大半夏汤，是治从中焦也。今脉见虚濡沉缓，更知中阳不足为本，故用温阳益气，降逆止吐方法。师仲景心法而变通其方药。

风寒感冒脉案一则

赵右，27岁。
风寒束表，身热恶寒，脉象浮紧。辛温解肌。

处方：苏叶二钱，桂枝尖一钱半，白芍三钱，生姜三片，大枣三枚。

绍琴按：此桂枝汤君以苏叶，寓麻黄意而不泥其药，脉虽浮紧，却不避桂枝，其善用经方，且精于加减者也。

暑湿吐泻脉案一则

沈左，30岁。

暑湿蕴郁中焦，发为呕吐泄泻，脉象濡滑，舌垢腻厚。暑伤元气，湿阻中焦，故胸满闷而四肢酸楚乏力。脾胃升降失常，故吐泄作焉。芳香宣化以逐其秽，苦坚折热防其成痢。饮食当慎，生冷皆忌。

处方：藿香叶三钱（后下），川黄连一钱，佩兰叶三钱（后下），姜川朴一钱，法半夏三钱，广木香二钱，灶心黄土一两，冬瓜皮八钱。

绍琴按：脉濡滑而苔垢腻，暑湿之征明可见矣。药用芳香以化湿浊，苦坚以泄暑热，辛开以畅气机。凡治暑湿，法当宗此。

痢疾脉案三则

例一，赵右，35岁。

痢下赤白兼有，脉来弦滑濡数，舌黄腻而口干，心烦躁急而小便赤黄，全是湿热积滞互阻。拟用升降分化，导滞折热。古人每谓痢无补法，无积不化痢，故当慎饮食，忌荤腥为要。

处方：葛根三钱，黄连二钱，赤芍三钱，木香二钱，炒官桂一钱，炮姜二钱，焦山楂三钱，槟榔三钱。

绍琴按：此治痢常法。脉弦滑多是有余之积滞，濡数乃湿热互阻之象，用仲师葛根芩连汤。加木香调气，气调则后重自除；官桂活血，血和则便脓自愈。炮姜温中化湿邪以缓腹痛，山楂、槟榔以导积滞。组方严谨，知其必效。

例二，邢右，75岁。

休息痢时发时愈已三十年余，每于夏秋之交必然发作，经月略轻。观其舌垢腻根厚，脉象滑濡沉取弦数。缘由早年患痢，曾用鸦片，涩止固肠过早，积滞未化，蕴热不清，已成休息痢矣。老年气血不足，本虚邪实，攻补两难，拟用枳术丸攻补兼施以观其后。

处方：炒枳实四钱，焦白术三钱，木香一钱，砂仁一钱，当归尾二钱，白芍三钱，赤芍三钱，槟榔二钱，艾炭一钱，焦三仙各三钱。

经服十余剂后，逐渐痊愈。

绍琴按：病延三十余载，时至老年未痊。老年正虚当补，然苔黄腻根厚，脉滑濡沉取弦数，滑濡是湿痰之象，沉取弦数是内有郁热之疾，皆为邪实之象。单投扶正，不无恋邪之虞；一味攻邪，又恐伤正为祸；不得已勉用攻补兼施法，补中有泻，泻中有补，使邪去而正不伤，加减出入而获速效。

例三，马左，30岁。

脉象濡滑，沉取细数，腹痛里急后重，大便滞下带血。暑湿蕴热，深入营分，势将成痢。用升降通泄方法。

处方：藿香梗三钱，葛根三钱，黄芩三钱，川黄连二钱，厚朴二钱，半夏三钱，赤芍三钱，焦三仙各三钱。

绍琴按：脉来濡滑，知其暑湿之盛；沉取细数，又见营热之深，见证已属痢成。方用藿香梗、葛根升其清；黄芩、黄连泻其热，赤芍凉其血；厚朴、半夏辛开气机；焦三仙消导其滞；故曰升降通泄方法。

虚喘脉案二则

例一，周左，70岁。

肾为生气之本，肺主一身之气。金水不能相生，喘哮经久难痊。舌光滑而体胖，脉虚软而两尺无力，用金水互生方法，宗督气丸。

处方：五味子三钱，熟地黄四钱，上肉桂一钱半，干姜一钱，白芍三钱，半夏三钱，山萸肉二钱，老山参二钱（另煎兑），蛤蚧尾一对（另煎兑）。

绍琴按：喘哮经久不愈，舌体胖而光滑，脉虚软而尺部无力。此虚喘在肾，故用补肾纳气法，乃取子虚补母之义，故曰金水互生也。

例二，通县孙某，男，65岁，初诊日期：1927年12月。

患者久喘，时轻时重已历三十年余，入冬以来病势日渐增重。自觉下肢清冷如冰，小溲清长，大便质稀。经常腰痛，天寒尤甚，夏季稍轻。头晕后脑作痛，胃纳不佳，精神萎靡，形体瘦弱，面色青黄，舌白苔腻质略红。曾用中西药物及注射针剂等皆不效。观其面黄形瘦，呼吸急促，闭目难睁，苔白腻润。脉象两手寸关虚滑似洪，按之软弱，尺部若无。此系幼年过度劳损，肾气早衰，金水不能互生，元阳不足，中焦寒冷，运化失职。当以温命门、补下元而治其本，辛开郁、肃肺气，少佐敛阴，防有脱变之虞。

处方：川桂枝三钱，白芍四钱，细辛一钱，干姜一钱，芡实米五钱，党参四钱，半夏三钱，五味子二钱，蛤蚧尾一对（另煎兑）。二付。

二诊：前投填补下元、肺肾同治，使其金水之气互生，喘逆稍轻，已能平卧。诊其脉象滑大而软，尺部无力。仍属下元不足，根蒂不固，中阳虚亏，再行填补肺肾方法。

处方：南百合三钱，熟地黄五钱，上台党三钱，甜杏仁三钱，五味子二钱，干姜一钱，细辛五分，桂枝一钱，白芍八钱，蛤蚧尾一对（另煎兑）。

三诊：继服填补肺肾方药六剂之后，喘逆已平，胃纳渐开，精神已渐恢复，舌面渐布有苔，脉沉弱似已有神，夜间已能入睡，喘逆汗出未作。肾损及肺，下元亏耗，仍议填补法。

处方：台党参一钱，仙茅三钱，仙灵脾三钱，芡实米八钱，胡桃肉六钱，熟地黄五钱，五味子二钱，生牡蛎一两，紫河车二钱（研冲）。十付。

四诊：前进填补方药十剂，以金水相生为主，喘咳已平，行动似已有力，夜已平卧安寐，饮食二便如常，腰痛大减，面色萎黄。再以前方增损，以古法膏滋药缓调之。

处方：台党参一两，黄芪二两，甜杏仁一两，款冬花一两，阿胶二两，马兜铃三钱，熟地黄一两半，生地黄一两半，芡实米一两，仙茅一两，仙灵脾一两，半夏八钱，胡桃肉一两，五味子六钱，茯苓一两，远志一两，白芍一两半，生牡蛎二两，珍珠母二两，紫河车一具（焙黄研）。

上药选配道地，如法炮制，共入紫铜锅内，以文武炭火浓煎，约八小时，至气味相透，滤净渣滓，再以文火煎去其水

180

分，使其浓度较高，将方中阿胶烊化，再加冰糖半斤，蜂蜜半斤，拌匀，再加肉桂粉一钱，再拌，以滴水成珠为度，俟冷成膏，放入瓷罐内收贮，避免阳光照射。每日早晚各服一匙，加温水送下。如遇感冒暂停。经服一年而基本痊愈。

绍琴按：本例久喘不已，治之非属易治。诊脉两尺若无，下虚显然。从按之虚软且弱来看，定是下虚已极，金水不能相生，先父尝谓："诊脉需察四部，浮、中察其标象，按、沉定其本质"，今脉来洪滑，按之软弱，知其本质属虚，故两投填补之剂，遂得喘定平卧，胃开神复，脉转沉弱，已无喘脱之虞。终以填补膏滋药久服固本，而竟全功。

湿阻脾阳脉案一则

杨左，40岁。

湿为阴类，困束脾阳，腹中疠痛，积滞不舒，舌白腻润，脉象沉缓濡软，便溏乏力，胃纳不甘。温化其湿，以醒脾阳，调畅三焦，宣展气机。

处方：川桂枝一钱半，炒川椒七分，白蔻仁五分，土炒白术三钱，半夏三钱，木香二钱，炮姜炭二钱。

绍琴按：湿盛则濡泄。脉来沉缓濡软，全是湿盛之征。中阳一运，湿邪易去，故用温阳调气旋运中阳方法。

湿热成痿脉案一则

朱右，51岁。

痿证多是湿热，病在阳明，以宗筋纵而下肢痿软不用。今诊两手脉息均属濡滑，按之弦细数。舌质红而苔白腻根厚。半年来所服皆为散风温寒之品。按照痹证法规治疗，不外祛风、化湿、清热、温寒之法。湿未祛而热势增，久病深入络脉。当以甘寒泄热，凉血化湿，苟能怡情调养，百日即可复原。

处方：川黄柏三钱，苍术二钱，沙参三钱，麦门冬三钱，防风三钱，防己三钱，川萆薢三钱，木瓜三钱，莱菔子三钱，赤芍三钱，桑枝三钱。

绍琴按：经云："湿热不攘，大筋软短，小筋弛长，软短为拘，弛长为痿。"今脉濡滑苔腻，濡滑主湿邪与痰互阻，湿盛已属显然；然按之脉反弦细数，弦则主郁，细为阴伤，数为热象，参之舌质红，则又属阴伤有热；况久服温燥，必伤阴增热，故以凉血泄热化湿为治。认证真切，故敢许以百日可效。

湿热阳痿脉案一则

项左，男，24 岁。

婚后阳事不举，嗜睡，日渐增重，近两月来病势尤甚，工作中即可熟睡，体丰日增，面色赤红。今诊六脉濡软且滑，按之濡滑而数，沉取弦数且有力，舌苔垢腻根厚质红。此湿热蕴郁，宗筋痿软。当用清化湿浊，分利三焦，兼以导滞。切不可以肝肾两亏而投温补也。

处方：柴胡二钱，藿梗三钱，苏梗三钱，独活一钱半，草蔻一钱，车前子三钱，山栀三钱，黄芩三钱，龙胆草三钱，醋大黄三钱。

二诊：服前方药两剂后，嗜睡大减，阳痿明显好转。今诊左手弦滑而沉取濡数，右手关尺濡滑数而沉取力减。舌虽白滑根腻垢厚质红，此湿热久蕴积滞不化，阻于厥阴，宗筋不用。前药后大解畅通三四次，腑热因之而减。再以活血通络以缓筋急，阳事自可复矣。

处方：蝉衣二钱，僵蚕三钱，泽兰叶四钱，片姜黄一钱，川楝子三钱，防风二钱，杏仁三钱，大黄粉五分（冲），龙胆草一钱（研冲）。

并嘱患者忌：蒜、葱、韭、辣椒、茴香、酒、烟等。每早晚各行路五里。

三诊：前方连服三剂之后，阳痿、嗜睡皆愈，六脉平和，其病若失。并予丸方巩固。

处方：柴胡五钱，黄芩八钱，防风六钱，荆芥穗五钱，龙胆草五钱，大黄五钱，山栀五钱，赤芍一两，郁金八钱，杏仁八钱，蝉衣五分，焦三仙各一两，槟榔一两，莱菔子一两。

上药选配道地，如法炮制，共研为细末，水泛为丸，每日早晚各服一钱，白水送下，如遇感冒或有其他不适则暂停。

忌荤、腥、鱼、肉、蛋等饮食。每日早晚必须走路三至五里。

绍琴按：患者年轻力壮，体质强实，婚后阴伤，过食肥甘，湿热下注，宗筋纵痿，故阳痿而嗜睡。俗医皆以阳痿为肾虚下元不足，往往专事补阳，不能结合脉色，不辨证而给以温补。古人称阳痿为筋痿，宗筋纵。厥阴之脉络阴器，湿热下迫，筋痿纵软无力。《素问·痿论篇》说："肝气热则胆泄口苦，筋膜干，筋膜干则筋急而挛，发为筋痿。"又说："思想无穷，所愿不得，意淫于外，入房太甚，宗筋弛纵，发为筋痿，及为白淫。"故《下经》（古医经）曰："筋痿者，生于肝，使内也。"这都说明肝与筋的关系和成痿的道理。

《素问·生气通天论》说:"因于湿,首如裹,湿热不攘,大筋软短,小筋弛长,软短为拘,弛长为痿。"这是说明湿邪的病机而致痿的道理。结合本病看,患者乏力、体胖、嗜饮酒等,这全是湿与热结合的结果,不是肾虚下元不足。所以在临床治病时,必须抓住望闻问切的客观依据,必须掌握好中医理论,才能取得有效的结果。

肺热鼻衄脉案一则

黄左,38岁。

鼻衄缘于肺热,脉右数大,寸部尤显,按之有力,此为热迫血络上升。鼻为肺窍,清肺热兼以凉血,佐化瘀防其留邪。

处方:白茅根四钱,竹茹二钱,蒲黄炭三钱,小蓟三钱,川黄连一钱半,鲜侧柏叶三钱,醋制花蕊石二钱,牛膝一钱。

绍琴按:右寸数大独甚,显是肺热明征。清热凉血乃正治之法,佐化瘀以防留邪,庶免后患之虑。方中用牛膝一钱,意在引血下行,鼻衄用之,每获良效。

病温尿血脉案一则

钱左,30岁。

病温伤阴,尿血时作,膀胱灼热刺痛,双手脉象沉细且数。清心热,利火府,以通为用。

处方:细生地三钱,滑石三钱,淡竹叶一钱,旱莲草三钱，血琥珀五分（馒头皮包吞服），川雅连一钱，清阿胶一钱半（烊化）。

绍琴按：凡膀胱灼热刺痛者为火无疑，况两脉沉细且数乎？故用导赤方法。方中泻火通淋，养阴，化瘀，止血。用意极为周到。

肝郁吐血脉案一则

程右，24 岁。

吐血盈口，两胁刺痛，血色黑紫成块，心悸怔忡不眠。禀质薄弱，五志气火内燔；忧思抑郁，形体日渐消瘦，病又半载有余。两手脉象弦细而数，按之且有急意。缘由恼怒之后，肝经络脉受损，劳怯之渐，治之难痊。宜速扫尘氛，宽怀自解，徒恃药石，亦无益也。

处方：前胡二钱，川贝母二钱，沙参五钱，麦门冬三钱，丹皮三钱，鲜藕汁二两，花蕊石三钱，牛膝一钱，蒲黄炭三钱。

绍琴按：郁怒忧思，五志化火，气血拂郁，络脉受损，故脉来弦细急数。治以甘寒育阴泄热，参以化瘀止血。情志为病，当以宽怀怡情为要。故曰徒恃药石无功也。

气虚吐血脉案一则

袁某翁，75 岁。

吐血遇劳即发，面色萎黄不华，脉来细弱无力，气短乏力，胸满闷而不欲食，夜少寐而心悸时作。夫实热吐血，当清当降；因虚见红，宜补宜和。静摄少劳，宽怀自解，不可专以药石为务也。

处方：老山参一钱半（另煎），炙黄芪三钱，炒白术三钱，甜冬术三钱，朱茯神三钱，炙黑甘草二钱，熟地黄五钱，八宝古墨一钱（研冲）。

绍琴按：遇劳即发之吐血症，见细弱无力之脉，宜益气摄血为治。所谓"因虚见红，宜补宜和"者是也。倘若脉兼热象，沉取搏指者，即使证属虚怯，也不可纯投补摄，必脉证皆纯虚无热方可用之。

中消脉案一则

祁左，45岁。

善食渴饮，半年来日渐增重，两手脉息洪滑，按之弦实有力，舌红且干，大便秘结，汗出夜间尤甚。此属中消，病在阳明，急当泄热攻腑，茹素减食。

处方：生石膏一两，知母五钱，花粉三钱，醋大黄三钱，元明粉三钱（冲），元参一两，生地黄一两，寒水石五钱，飞滑石五钱，紫雪丹三钱（冲）。

绍琴按：两脉洪滑，按之弦实，知标本皆热；且消饥渴饮，汗出便结，舌红且干，全是阳明热盛之象。故急急清泄阳明，用白虎、承气、甘露、紫雪合方。重病重治，非大将不能克敌也。

臌胀脉案一则

宗左，43岁。

面色萎黄黧黑，形体日渐消瘦，腹大如鼓，筋突脐陷，曾呕血便红，小溲短少。每于心情抑郁，右胁下疼痛立增。半年来伙食难进，左脉沉细小弦且急，右脉沉弦急数，臌胀已成，治之非易，姑予一方，以慰来者之望，备候诸名家正之。

处方：杏仁三钱，半夏三钱，陈皮二钱，小青皮二钱半，蝉衣一钱半，炙杷叶三钱，赤芍二钱，焦三仙各三钱，木香二钱，旋覆花三钱，商陆一钱。

绍琴按：此臌胀重证，缘于肝经郁结日久，化热克土，三焦不畅，气机不调。从脉象沉弦急数看，知郁热阴伤，皆非佳兆也。处方以调气机为主，希图木土和协，以期三焦通畅。缓以调治，切不可孟浪攻邪，图快一时，不利于病，反致后患矣。

肾虚脾湿腰痛脉案一则

王右，65岁。

虚在于肾，湿在中宫，脉象濡缓无力，面色淡黄略白，自觉乏力腰痛。肾虚当填补，湿郁宜分化，一方两法，分途调理。

处方：芡实米三钱，桑寄生三钱，炒杜仲三钱，熟地黄四钱，半夏曲三钱，陈皮丝二钱，茯苓三钱，炒白术三钱，冬瓜皮五钱。

绍琴按：肾虚又见脾湿，最难调治，填补滋肾往往助湿腻胃，健脾燥湿而又恐其伤阴。观此方平补肾气与和中健脾同用，无寒热温燥之偏颇，足见配伍之妙用。濡是气虚，缓为不足，用药当分清主次，切勿混淆。

肾虚足痛脉案一则

于左，72 岁。

足踝偏右疼痛有年，肾家根本已虚，不得润淖其脉。两手脉象沉弱，尺部尤甚。养其少阴，填补下元。

处方：肉苁蓉四钱，炙龟板三钱，沙苑子八钱，宣木瓜三钱，茯苓三钱，破故纸三钱。

绍琴按：足踝偏右痛处不移，何以独从肾虚调治？以高年患此，两脉沉弱，尺部尤甚，故用填补下元方法。填补之中，参以木瓜、茯苓利湿舒筋，尤见配伍之妙。肾虚痹痛，治可仿此。

目疾金星障脉案一则

汪左，34 岁。

左目赤晕，羞明畏光，瞳孔四周斑点已有十余枚。心烦急躁，夜不成寐，五心灼热，顷诊左脉细弦小滑数，右部沉弦而急数，病已月余矣。肝开窍于目，目乃火户，五脏六腑之精气上注于目，缘是血虚阴伤，木郁化火，五志过劳，阴液衰耗，肝热化火，郁于血脉，久则瞳孔四周生斑，金星障重症。当用清肝热，缓肝急，滋肾水，求其郁开阴复则斑点自退矣。辛辣油腻皆忌。

处方：防风二钱，川芎三钱，夏枯草三钱，木贼草三钱，生地黄三钱，白蒺藜三钱，赤芍三钱，茺蔚子三钱，当归三钱，蝉衣二钱，羚羊角粉一分（分两次冲）。

三付而愈。

绍琴按：两脉皆见弦数，为血虚阴伤，木郁化火。火盛阴液必伤，风火上扰，结于血分，故瞳孔四边生斑。火郁当发，木郁应开，阴伤当养，故急急先清肝热，热清火灼必减，再用养血育阴疏风退翳，故目疾"金星障"能愈。

端康皇贵妃脉案一则

一诊：五月初十日戌刻，赵文魁请得端康皇贵妃脉息，左关弦数，右寸关滑数，按之略有力。肺胃有热，肝郁欠调，以致牙龈肿痛，肢臂抽疼。今拟清肝理肺活络之法调理。

川羌活二钱，防风二钱，薄荷二钱（后下），僵蚕（炒）四钱，生石膏六钱（研细），赤芍四钱，元参四钱，寸麦冬四钱，橘红三钱，橘络三钱，枳壳三钱，酒军三钱。

引用：瓜蒌六钱。

二诊：五月十一日，佟文斌（佟文斌系前任太医院院判）、赵文魁请得端康皇贵妃脉息，左关弦数，右寸关滑数，此属肺胃结热，肝气欠舒，以致牙龈肿痛，肢倦烦急。今议用清上舒肝调胃之法调理。

荆芥穗三钱，薄荷二钱（后下），防风二钱，葛根二钱，生石膏八钱（研细先煎），赤芍四钱，连翘四钱，银花四钱，生香附六钱，青皮四钱，胆草四钱。

引用：酒军二钱，瓜蒌八钱（捣）。

三诊：五月十二日，佟文斌、赵文魁请得端康皇贵妃脉息，左关弦而稍数，右关滑数，肝气渐和，惟肺胃湿热尚盛，以致口渴烦急，龈肿，头痛。今议用清上调中化湿之法调理。

甘菊花二钱，荆芥穗三钱，薄荷一钱（后下），川芎二钱，生石膏三钱，胆草二钱，生山栀二钱（研），条芩三钱，溏瓜蒌三钱（捣），枳壳二钱，酒军二钱，郁李仁二钱（研）。

引用：西瓜翠衣三两，熬汤煎药。

四诊：五月十九日，赵文魁请得端康皇贵妃脉息，左寸关浮数，右寸关滑数，肺胃有热，外受浮风，以致风湿外搏，皮肤作痒。今拟化风清肺调胃之法调理。

荆芥穗三钱，防风一钱半，白芷一钱半，独活一钱半，全当归三钱，赤芍二钱，连翘二钱，黑山栀二钱，生石膏三钱（研），枳壳一钱五分，酒军一钱半，苦参一钱半。

引用：炒茅术二钱，川柏一钱五分。

五诊：五月二十日，赵文魁请得端康皇贵妃脉息，左寸关浮数，右部沉滑，按之略急。此浮风见解，肺胃湿热未清。今议用化风清热除湿之法调理之。

川羌活一钱，荆芥穗二钱，防风一钱五分，薄荷一钱五分，粉葛根一钱五分，秦艽三钱，赤芍二钱，双花二钱，生石膏四钱（研），川柏三钱，苦参二钱，酒军一钱五分。

引用：枳壳一钱，条芩三钱。

六诊：五月二十一日，佟文斌、赵文魁请得端康皇贵妃脉息，左寸关浮数，右部滑缓，诸证均愈，惟湿邪未净，胃热欠调。今议用化风清热调胃之法调理。

川羌活二钱，荆芥穗二钱，防风二钱，秦艽三钱，白鲜皮四钱，川柏三钱，花粉四钱，生地四钱，生石膏四钱，枳壳三钱，酒军二钱，条芩三钱。

引用：薄荷一钱（后下），鲜西瓜翠衣三两，煎汤熬药。

七诊：五月二十二日，佟文斌、赵文魁请得端康皇贵妃脉息，左关浮滑，右部渐缓，诸证均愈，惟皮肤略有作痒。今议用祛风清热化湿之法调理。

川羌活一钱五分，荆芥穗一钱五分，防风二钱，秦艽三钱，酒归尾三钱，赤芍二钱，丹皮二钱，银花二钱，生石膏四钱（研），枳实二钱，酒军二钱，川柏二钱。

引用：郁李仁四钱。

八诊：五月二十三日，佟文斌、赵文魁请得端康皇贵妃脉息，左关渐缓，右部滑缓，诸证均愈，惟湿热稍有未清，今议用清热调胃化湿之法调理。

荆芥穗三钱，薄荷二钱，防风二钱，独活二钱，生石膏四钱，花粉三钱，丹皮三钱，小生地三钱，全当归三钱，瓜蒌三钱，枳实三钱。

引用：酒军三钱，郁李仁三钱（研）。

九诊：六月二十七日，赵文魁请得端康皇贵妃脉息，左关弦缓，右关沉滑，诸证均愈，病势大减，惟湿热尚欠调清。今拟照昨方加减调理。

藿香梗二钱，粉葛根二钱，苏梗二钱，陈皮二钱，生石膏六钱，知母三钱，鲜竹叶三十片，茅术三钱，炒枳壳三钱，酒军二钱，川柏三钱。

引用：瓜蒌四钱（捣）。

十诊：六月二十九日，赵文魁请得端康皇贵妃脉息，左寸关弦数，右寸关沉滑，按之有力，此肝阳上亢，郁而化热，气道欠调，以致胸高堵满，身肢酸倦。今拟清肝解郁，调气化湿之法调理。

全当归三钱，杭芍三钱，抚芎一钱，丹参三钱，炙香附二钱，木香一钱半，青皮二钱，元胡一钱五分，炒茅术二钱，川柏一钱半，艾叶一钱。

引用：泽兰叶一钱，黑栀二钱。

十一诊：七月初一日，佟文斌、赵文魁请得端康皇贵妃脉息，左关尚弦，右部沉滑，按之带弦，肝热较轻，惟气滞湿饮欠畅。今议用舒肝清热化饮之法调理。

炙香附二钱，青皮一钱五分，木香一钱，瓜蒌三钱（捣），大生地三钱，杭芍二钱，黑栀二钱，牡丹皮三钱，胆草一钱五分，枳壳二钱（炒），锦纹一钱五分。

引用：郁李仁一钱五分（研）。

十二诊：八月十四日申刻，赵文魁、佟成海（系佟文斌之子，亦是御医）请得端康皇贵妃脉息，左关弦数，右寸关弦滑而近数。肝胆结热，气滞停饮，以致胸脘满闷，左胁作痛。今议用舒肝拈痛化饮之法调理。

炙香附四钱，青皮四钱，台乌药二钱，枳壳二钱，溏瓜蒌三钱，法半夏二钱，英连一钱，元胡（炙）二钱，生杭芍三钱，胆草二钱，焦山楂三钱，酒军一钱。

引用：沉香三分。

十三诊：八月十六日，赵文魁、佟成海请得端康皇贵妃脉息，左关弦缓，右关弦滑而近缓，肝热轻减，惟气机尚欠调畅。今议用和肝调气舒化之法调理。

炙香附二钱，青皮二钱（研），木香一钱，枳壳一钱五分，溏瓜蒌四钱，炒栀子二钱，条芩一钱五分，姜连一钱五分，生杭芍三钱，胆草一钱五分，楂炭三钱，酒军一钱。

引用：腹皮子三钱。

十四诊：八月十七日，赵文魁、佟成海请得端康皇贵妃脉息，左关沉弦，右关沉滑带有弦意，诸证均愈，惟湿热尚欠舒化。今议用和肝清热调中之法治之。

炙香附二钱，青皮一钱（研），瓜蒌二钱（捣），石膏四钱（生研），腹皮子二钱，炒栀子二钱，胆草一钱，楂炭三钱，小枳实一钱（研），锦纹一钱，郁李仁一钱（研）。

引用：炒稻芽一两。

十五诊：八月二十六日酉刻，赵文魁请得端康皇贵妃脉息，左寸关弦而近数，右寸关滑数，按之有力。肝阳结热，湿滞欠调，以致胸高满闷，腿膝酸痛。今拟清肝活络化湿之法调理。

炒青皮三钱，香附三钱，橘红三钱，枳壳一钱五分，焦槟榔一钱五分，姜连一钱（研），条芩二钱，瓜蒌四钱，山楂炭四钱，酒军一钱五分，牛膝二钱。

引用：莱菔炭一钱，焦稻芽五钱。

十六诊：八月二十七日，赵文魁请得端康皇贵妃脉息，左关弦而近缓，右关沉滑带弦，肝热轻减，湿饮亦调，惟气机尚欠协和。今拟清肝调气化湿之法调理。

青皮子一钱半（研），香附一钱半（炙），生杭芍二钱，瓜蒌三钱（捣），腹皮子四钱，姜连一钱（研），楂炭三钱，橘红一钱五分，焦稻芽二钱，枳壳一钱五分，军炭一钱，条芩二钱。

引用：荷叶一钱。

十七诊：九月初三日申刻，赵文魁请得端康皇贵妃脉息，左寸关弦而近数，右寸关沉滑微弦。肝经郁热，气分不调，以致胸胁满闷，夜间膈上作痛。谨拟和调气机舒化方法调理。

杭白芍三钱，全当归三钱，抚芎一钱，丹参二钱，腹皮子二钱，台乌药一钱，沉香五分（研），泽兰一钱五分，朱赤苓二钱，丹皮一钱，香附一钱五分。

引用：真珠母二钱，煅赭石二钱。

十八诊：九月初四日，赵文魁请得端康皇贵妃脉息，左寸关弦而近缓，右关沉滑带弦，肝热轻减，气滞微舒，胸次堵闷，两胁胀满。今拟和肝调气开胸之法调理。

炙香附二钱，青皮一钱五分，台乌药一钱，沉香五分（研冲），杭白芍三钱，全当归三钱，丹参二钱，瓜蒌三钱（捣），腹皮子二钱，赤苓二钱（朱拌），楂炭三钱。

引用：真珠母二钱，醋紫石英一钱五分。

十九诊：九月初五日，张仲元（前任太医院院使）、赵文魁请得端康皇贵妃脉息，左关弦而近缓，右寸关沉滑，胁胀渐好，谷食较佳，惟胸次堵闷，夜寐不实，早间身倦。今议用调气豁胸之法调理。

炙香附四钱，瓜蒌六钱，炒枳壳三钱，青皮二钱（研），法半夏二钱，黄连一钱，全当归三钱，丹皮二钱，生杭芍三钱，生栀子二钱，郁李仁二钱，炒枣仁三钱。

引用：川锦纹一钱。

二十诊：九月初六日，张仲元、赵文魁请得端康皇贵妃脉息，左关沉弦，右寸关滑而近数，按之略弦，气道尚滞，肝胃欠和，以致胸堵头闷，口渴身倦。今议用调气清热豁胸中之法调理。

炙香附四钱，抚芎二钱，炒枳壳三钱，瓜蒌三钱（捣），大生地六钱，当归三钱，生白芍三钱，薄荷一钱（后下），法半夏三钱，黄芩二钱，生栀仁二钱，青皮一钱（研）。

引用：川锦纹一钱，郁李仁一钱（研）。

二十一诊：九月初七日，张仲元、赵文魁请得端康皇贵妃脉息，左关沉弦，右寸关滑而近缓，诸证渐好，谷食较香，唯胸次欠爽，早间身倦。今议用调气和胃之法调理。

炙香附四钱，木香一钱（研），炒枳壳二钱，壳砂一钱（研），溏瓜蒌四钱，黄连一钱，法半夏一钱五分，黄芩三钱，中生地三钱，生杭芍二钱，焦三仙六钱，旋覆花三钱。

引用：川锦纹二钱。

二十二诊：九月初八日，张仲元、赵文魁请得端康皇贵妃脉息，左关沉弦，右寸关滑而近缓，诸证渐好，惟胸次觉闷，食后欠爽，早间仍觉身倦。今议用调脾和中之法调理。

生杭芍四钱，归身二钱，中生地三钱，炒栀仁二钱，云茯苓五钱，醋柴胡一钱，炒白术二钱，木香一钱，溏瓜蒌六钱（捣），砂仁一钱（研），焦楂肉二钱，甘草五分。

引用：旋覆花二钱，代赭石二钱。

二十三诊：九月二十二日，佟文斌、赵文魁请得端康皇贵妃脉息，左关略弦，右关滑而稍数，按之仍有弦意，肝经有热，湿饮欠化。今议用清热调胃化湿之法调理。

小生地六钱，杭芍四钱，炒栀子二钱（研），川柏二钱，小枳实二钱，槟榔二钱，橘红二钱，瓜蒌三钱，郁李仁一钱（研），锦纹一钱，法夏二钱，竹茹二钱。

引用：焦三仙三钱。

二十四诊：十月初九日，佟文斌、赵文魁请得端康皇贵妃脉息，左关浮弦而数，右寸关滑数，肝胃结热，外受风邪，以致牙龈宣肿，面部浮而且硬。今议用化风清热调胃之法调理。

荆芥炭二钱，白芷二钱，防风二钱，薄荷一钱，生石膏四钱，银花二钱，连翘二钱，赤芍三钱，青皮子二钱（研），归尾二钱，瓜蒌三钱（捣），酒军二钱。

引用：郁李仁二钱（研）。

二十五诊：十月初十日，赵文魁请得端康皇贵妃脉息，左关弦而尚浮，右寸关仍滑，风邪见解，肝胃结热未清，以致左颐宣肿，牙龈酸胀。今议用疏风清胃之法调理。

川羌活一钱五分，防风一钱五分，白芷一钱五分，薄荷一钱五分，荆芥穗一钱五分，葛根一钱五分，归尾二钱，赤芍二钱，青皮子二钱（研），生石膏四钱（生研），枳壳三钱，锦纹二钱。

引用：川柏二钱，元明粉二钱（入煎冲）。

二十六诊：十月十一日，佟文斌、赵文魁请得端康皇贵妃脉息，左关弦数，右关尚滑，按之仍有数意。风邪颇解，肝胃余热未清，以致颐肿渐消，牙龈酸痛。今议用清上平肝调胃之法调理之。

川羌活二钱，防风一钱五分，薄荷一钱，葛根一钱五分，甘菊花三钱，青皮二钱，赤芍二钱，归尾二钱，生石膏三钱，元参三钱，胆草三钱，锦纹四钱。

引用：泻叶二钱，枳壳四钱。

二十七诊：十二月初一日酉刻，赵文魁请得端康皇贵妃脉息，左寸关弦数，右寸关沉滑，肝阳有热，阴分欠充，以致心悸神烦，胸中满闷，两胁胀疼。今拟育阴和肝调气之法调理。

大生地三钱，杭芍三钱，归身三钱，醋柴胡五分，牡丹皮二钱，黑栀二钱，炙香附三钱，炒青皮二钱，真珠母二钱（生研），厚朴花一钱，荷叶炭一钱。

引用：磁朱丸一钱五分，赤苓皮二钱。

二十八诊：十二月初四日，佟文斌、赵文魁请得端康皇贵妃脉息，左关尚弦，右部弦滑，肝热轻减，惟阴分不足，湿热未清。今议用和肝清热益阴之法调理之。

炙香附二钱，青皮子二钱（研），瓜蒌三钱（捣），枳壳二钱，厚朴花二钱，胆草一钱，黄连一钱（研），条芩二钱，大生地三钱，生杭芍二钱，油当归二钱，丹皮二钱。

引用：郁李仁二钱，军炭一钱。

二十九诊：十二月初五日，佟文斌、赵文魁请得端康皇贵妃脉息，左关略弦，右部滑缓，阴分渐充，惟肝经气道欠和。今议用和肝调气清热之法调理。

炙香附二钱，青皮子二钱（研），瓜蒌三钱，枳壳二钱，厚朴花二钱，沉香一钱（研），杭芍三钱，油归三钱，大生地三钱，条芩三钱，胆草二钱，军炭二钱。

引用：郁李仁六钱，甘菊二钱。

三十诊：十二月初六日，佟文斌、赵文魁请得端康皇贵妃脉息，左关仍属略弦，右关滑缓按之带有弦意，诸证均愈，惟肝胃欠和。今议用清肝调胃之法调理。

大生地三钱，胆草一钱，杭芍二钱，生栀二钱，青皮子二钱，香附二钱，瓜蒌三钱，槟榔二钱，厚朴花二钱，锦纹二钱，枳壳二钱，谷芽三钱。

引用：郁李仁二钱，薄荷一钱（后下）。

三十一诊：十二月十二日，赵文魁请得端康皇贵妃脉息，左沉关弦，右关沉滑而数，肝经有热，湿饮中阻，以致胸脘不畅，两胁胀满。今拟和肝调气化饮之法调理。

青皮子二钱，炙香附一钱五分，生杭芍二钱，元胡一钱五分，厚朴花一钱，醋柴胡五分，法半夏一钱，橘红一钱，腹皮子二钱，枳壳二钱，酒军一钱，瓜蒌三钱（捣）。

引用：萸连一钱（研），焦楂二钱。

三十二诊：十二月十三日，佟文斌、赵文魁请得端康皇贵妃脉息，左关弦数，右部沉滑，按之急躁不净。肝热较减，气机渐调，以致胸胁胀满，时作烦急。今议用舒肝清热化湿之法调理。

青皮子四钱（研），炙香附四钱，木香二钱，台乌药二钱，煅赭石三钱，瓜蒌三钱（捣），醋柴胡一钱，元胡三钱，厚朴花二钱，萸连一钱（研），杭芍三钱（生），胆草二钱。

引用：甘菊二钱，薄荷一钱（后下）。

三十三诊：十二月十五日，佟文斌、赵文魁请得端康皇贵妃脉息，左部关上弦数，右部沉滑仍略有数意，肝热略轻，惟胸堵胁痛，中气渐渐调畅。再议用和肝清热调气之法调理。

青皮子二钱，炙香附三钱，台乌药二钱，木香二钱（研），炒赭石四钱，萸连二钱，瓜蒌四钱，炙元胡二钱，酒龙胆草二钱，枳壳二钱，锦纹二钱，苏子二钱（炒研）。

引用：杏仁二钱，橘红二钱。

三十四诊：二月初九日，赵文魁、佟成海请得端康皇贵妃脉息，左关沉弦，右寸关沉滑近数，肝气郁结尚欠舒畅，今议用和肝活络定痛之法调理。

酒当归四钱，赤芍四钱，桃仁三钱，炙元胡三钱，炙香附四钱，青皮四钱，台乌药二钱，姜川朴三钱，炒枳壳三钱，军炭二钱，川续断三钱，牛膝三钱。

引用：沉香六分，橘红三钱，辛夷二钱。

三十五诊：二月初十日，赵文魁、佟成海请得端康皇贵妃脉息，左关沉弦，右关沉滑，诸证减轻，惟肝气尚欠舒畅。今拟用和肝活络定痛之法调理之。

酒当归四钱，赤芍四钱，桃仁三钱（研），炙元胡三钱，炙香附四钱，青皮四钱，台乌药二钱，姜川朴三钱，炒枳壳三钱，军炭二钱，川续断三钱，牛膝二钱。

引用：沉香六分，辛夷花二钱。

三十六诊：三月初六日，赵文魁、佟成海请得端康皇贵妃脉息，左关沉弦，右关沉软，阴分不足，气道欠畅，以致头晕肢倦，胸胁满闷。今议用益阴调气化饮之法调理。

炙龟板八钱，赤芍四钱，桃仁三钱，归尾四钱，炙元胡三钱，泽兰三钱，苏木三钱（研），丹参三钱，炙香附四钱，青皮四钱，姜朴三钱，川芎二钱。

引用：代赭石四钱（煅），腹皮子四钱，台乌药二钱。

三十七诊：三月初七日，赵文魁、佟成海请得端康皇贵妃脉息，左关沉弦，右关沉滑，诸证轻减，惟阴分尚欠充实，肝郁欠调。今议用益阴调气活络方法调理。

炙龟板八钱，丹参三钱，全当归四钱，赤芍四钱，泽兰叶三钱，元胡三钱，香附四钱（炙），姜川朴三钱，台乌药三钱，牛膝三钱，川续断三钱，抚芎二钱。

引用：炒枳壳三钱，川军炭一钱半。

三十八诊：三月初八日，赵文魁、佟成海请得端康皇贵妃脉息，左关沉弦，右关沉滑，诸证均愈，惟肝经气郁尚欠舒畅。今议用益阴和肝，活络之法调治。

炙龟板六钱，丹参三钱，全当归六钱，赤芍四钱，炙元胡三钱，抚芎二钱，姜朴三钱，沉香三分（研细），炙香附四钱，台乌药二钱，牛膝三钱，川续断三钱。

引用：小青皮四钱，腹皮子四钱。

三十九诊：四月十六日申酉，赵文魁请得端康皇贵妃脉息，左寸关弦数，右寸关沉滑，肝热阴虚，气滞停饮，以致胸满肢倦时作，腹胀仍在。今拟益阴和肝调气之法调理。

全当归八钱，赤芍四钱，泽兰三钱，炙元胡四钱，炙香附四钱，沉香五分（研），台乌药二钱，姜朴三钱，腹皮子四钱，青皮三钱，木香一钱五分，丹参四钱。

引用：炙龟板六钱，牛膝三钱。

四十诊：四月十七日，赵文魁、佟成海请得端康皇贵妃脉息，左寸关沉弦，右寸关沉滑，肝热阴虚，气道欠调，以致时作口渴，身肢酸倦。今议用养阴调肝清热之法调治。

大生地八钱，当归身八钱，杭白芍四钱，丹参三钱，粉丹皮四钱，黑山栀四钱，於术三钱（土炒），知母三钱（生），龟板六钱（炙），香附四钱，青皮三钱，木香一钱五分。

引用：川续断三钱，赤苓皮六钱。

四十一诊：五月二十六日，赵文魁、佟成海请得端康皇贵妃脉息，左关沉弦，右关沉滑，诸证均愈，惟气道尚欠调畅。今议用和肝消胀化湿之法调理。

杭白芍六钱，青皮四钱，木香二钱，台乌药三钱，腹皮子四钱，沉香四分，姜川朴三钱，羚羊角一钱五分（另煎兑），炒茅术三钱，川柏三钱，木通二钱，泽泻三钱。

引用：瓜蒌八钱，黄芩四钱。

四十二诊：六月十三日，赵文魁、佟成海请得端康皇贵妃脉息，左关沉弦，右关沉缓，阴虚有热，肝气欠调。今议用益阴和肝清热之法调理。

大生地八钱，归身八钱，杭芍六钱，龟板六钱（炙），黑山栀四钱，丹皮六钱，枯芩四钱，醋柴胡一钱五分，炙香附四钱，生牡蛎四钱，姜川朴三钱，丹参四钱。

引用：橘红、橘络各三钱，乌药三钱，川柏三钱。

四十三诊：七月十三日，赵文魁、佟成海请得端康皇贵妃脉息，左关沉弦，右关沉滑，诸恙皆愈，惟肝经尚欠和畅。今议用清肝活络化饮之法调理。

大生地八钱，当归身八钱，杭芍六钱，丹皮六钱，炙香附四钱，姜川朴三钱，青皮四钱，黑山栀四钱，宣木瓜四钱，牛膝四钱，防己三钱，酒川军二钱。

引用：枳壳三钱，郁李仁三钱（研）。

四十四诊：闰七月十五日，赵文魁、佟成海请得端康皇贵妃脉息，左关沉弦，右关沉滑，按之弦细，热郁轻减，阴分尚欠充畅。今议用益阴调中和胃之法调理。

全当归六钱，赤芍四钱，元胡三钱（炙），丹参三钱，炙香附四钱，青皮三钱，姜川朴三钱，炒枳壳三钱，军炭二钱，焦白术一钱半，楂炭四钱。

引用：腹皮子四钱。

四十五诊：闰七月十六日，赵文魁、佟成海请得端康皇贵妃脉息，左关沉弦，右关沉滑带弦，诸证均愈，惟肝胃尚欠谐和。今仍议用调肝和胃舒化之法调理。

全当归六钱，赤芍四钱，炙元胡三钱，丹参三钱，炙香附四钱，青皮三钱，姜朴三钱，橘红三钱，炒枳壳三钱，赤苓皮四钱，楂炭四钱。

引用：腹皮子四钱。

四十六诊：八月初七日，赵文魁、佟成海请得端康皇贵妃脉息，左寸关弦数，右寸关浮滑数，肝阳内郁化热，外感风寒，以致头晕鼻塞，肢倦恶寒。今议用疏风清肝理肺之法调理。

荆芥穗三钱，薄荷一钱（后煎），防风三钱，辛夷花二钱（研），香白芷二钱，苍耳子三钱，川芎二钱，羚羊角一钱五分（先煎兑），炒枳壳三钱，姜朴三钱，杏仁三钱，酒军三钱。

引用：枯黄芩四钱。

四十七诊：八月初八日，赵文魁、佟成海请得端康皇贵妃脉息，左寸关弦缓，右寸关滑缓，风凉已解，惟肝肺蕴热未清，以致头晕鼻塞，身肢倦乏。今议用益阴清肝理肺之法调理。

小生地六钱，寸冬四钱，元参四钱，薄荷五分（后煎），木笔花二钱（研），白芷三钱，荆芥三钱，羚羊角一钱五分（另煎兑），黑山栀四钱，枯芩四钱，姜川朴三钱，军炭一钱五分。

引用：瓜蒌八钱。

四十八诊：八月初九日，赵文魁、佟成海请得端康皇贵妃脉息，左关沉弦，右关沉滑带弦，诸证减轻，痰热尚盛，肝气欠调，以致时作头晕，胸膈满闷。今议用清肝理肺化痰之法调理。

溏瓜蒌六钱，姜朴三钱，羚羊角一钱五分（先煎兑），青皮四钱，杭白芍四钱，沉香四分（研），黄芩四钱，炒山栀四钱，清半夏三钱，辛夷花一钱（研），薄荷一钱，荆芥穗三钱。

引用：甘菊三钱。

四十九诊：八月初十日，赵文魁、佟成海请得端康皇贵妃脉息，左关弦缓，右寸关浮滑，此肝气已渐舒畅，惟肺经风热未清，以致头晕咳嗽，身肢酸倦。今议用疏风清肺化痰之法调理。

苏子叶四钱，荆芥穗三钱，薄荷二钱（后煎），白芷三钱，炒杏仁三钱，羚羊角一钱五分（另煎兑），瓜蒌六钱，姜朴二钱，炙桑皮四钱，黄芩四钱，防风三钱，清半夏三钱。

引用：麻黄一分。

五十诊：八月十一日，赵文魁、佟成海请得端康皇贵妃脉息，左关沉弦，右关滑缓仍带弦象，诸证轻减，惟阴分欠充，痰热尚盛。今议用益阴清肺化痰之法调理。

小生地两，寸冬六钱，浙贝母三钱（研），瓜蒌六钱，炒杏仁三钱，桑叶四钱，苏子三钱（炒），羚羊角一钱（另煎兑），芥穗炭二钱，薄荷二钱（后下），姜朴三钱，酒芩四钱。

引用：前胡三钱，橘红三钱。

五十一诊：八月十二日，赵文魁、佟成海请得端康皇贵妃脉息，左关沉弦，右关沉滑仍有弦意，诸证均愈，惟肺经痰热未清。今议用清肝理肺化痰之法调理。

大瓜蒌六钱，姜川朴三钱，浙贝母三钱，杏仁三钱（炒），前胡三钱，炙桑皮四钱，苏子三钱，青皮四钱，腹皮子四钱，枳壳三钱，军炭三钱，黄芩四钱。

引用：法半夏三钱。

五十二诊：八月十三日，赵文魁、佟成海请得端康皇贵妃脉息，左关沉弦，右关滑缓带有弦意，诸证均愈，惟肺经痰热未清。今议用益阴清肝理肺之法调理。

小生地六钱，浙贝母三钱（研），瓜蒌六钱，杏仁三钱（炒），炙桑皮四钱，酒黄芩四钱，枳壳三钱。

引用：三仙炭各三钱。

五十三诊：八月十七日，赵文魁、佟成海请得端康皇贵妃脉息，左关弦数，右关滑数有力，肝阳有热，肺蓄痰饮，以致胸膈堵满，肢倦作嗽。今议用清肝理肺化痰之法调理。

炒青皮四钱，姜川朴三钱，炙香附四钱，枳实三钱（研），腹皮子四钱，羚羊角一钱半（先煎另兑），瓜蒌六钱，薄荷二钱（后下），苏子叶四钱，杏仁三钱（炒），酒军三钱，炙桑皮四钱。

引用：郁李仁一钱半（研）。

五十四诊：八月三十日，赵文魁、佟成海请得端康皇贵妃脉息，左关沉弦，右关沉滑带弦，此肝热轻减，阴分不足，气机欠畅。议用益阴和肝调气之法调理。

酒归尾四钱，赤芍四钱，茜草三钱，桃仁一钱半（研），炙元胡四钱，姜朴三钱，木香二钱（研），小青皮四钱，腹皮子四钱，台乌药二钱，香附四钱（炙），丹参三钱，抚芎二钱。

引用：泽兰叶三钱。

五十五诊：十一月初二日，赵文魁、佟成海请得端康皇贵妃脉息，左关沉弦，右关沉滑，阴分虚弱，肝气欠调，以致胸满胁胀，身倦腿酸。今议用益阴和肝活络之法调理。

酒归尾四钱，赤芍四钱，桃仁二钱（炒），茜草三钱，炙元胡三钱，香附（炙）四钱，姜朴三钱，青皮三钱，腹皮子四钱，丹参三钱，川续断三钱。

引用：木香二钱。

五十六诊：十一月初三日，赵文魁、佟成海请得端康皇贵妃脉息，左关沉弦，右关沉滑带弦，肝郁不调，阴分欠充，胸膈满闷，身倦肢乏。仍议用清肝调气益阴之法调理。

小生地四钱，全当归六钱，赤芍四钱，川芎二钱，炙香附四钱，元胡三钱（炙），姜朴三钱，青皮三钱，腹皮子四钱，沉香六分（冲），台乌药三钱，牛膝三钱。

引用：橘红三钱、橘络三钱、川续断三钱。

五十七诊：十一月初四日，张仲元、佟文斌、赵文魁、佟成海请得端康皇贵妃脉息，左关沉弦，右寸关沉滑带有弦象，阴虚肝热，气滞痰饮阻遏清阳，以致头痛口干，胸闷胁胀，谷食欠香，身肢懒倦。今议用舒肝益阴化痰之法调理。

炙香附三钱，青皮三钱（炒），瓜蒌四钱，姜川朴二钱，大生地四钱，全当归五钱，生白芍四钱，川芎二钱，南薄荷一钱半，牛膝三钱，橘红三钱，橘络三钱。

引用：菊花三钱。

五十八诊：十一月二十四日，赵文魁、任锡庚请得端康皇贵妃脉息，左关沉弦，右关缓滑带有弦象，表感已解，肺经饮热未清。今议用清热和中化饮之法调理。

子黄芩三钱，连翘二钱，炒山栀三钱，花粉三钱，地骨皮三钱，枳壳三钱（炒），桑皮（炙）三钱，橘红三钱，清半夏二钱，云苓四钱，槟榔三钱。

引用：竹茹一钱半。

五十九诊：十一月二十六日酉刻，赵文魁请得端康皇贵妃脉息，左关弦数，右关滑缓，沉取带弦，肝经有热，虚火上炎，以致头痛作嗽，肢臂酸痛。今拟清肝调中散火之法调理。

溏瓜蒌四钱，羚羊角一钱（另煎兑），薄荷一钱，白芷一钱，杏仁泥二钱，橘红二钱，川芎二钱，黑山栀三钱，炒枳壳二钱，秦艽一钱，酒军一钱，姜朴二钱。

引用：郁李仁一钱。

六十诊：十一月二十七日，佟文斌、赵文魁请得端康皇贵妃脉息，左关沉而略弦，右关滑而微数，肝经浮火渐清，中焦饮热尚盛。今议用清上调中化饮之法调理。

甘菊花二钱，薄荷一钱，荆芥穗二钱，瓜蒌三钱，羚羊角片一钱，枳壳二钱，杏仁二钱（炒），子芩三钱，炒山栀二钱，橘红二钱，桑皮二钱（炙），姜川朴二钱。

引用：军炭二钱。

六十一诊：十二月初二日，佟文斌、赵文魁请得端康皇贵妃脉息，左关弦滑而近数，右部略滑沉取仍数，阴分不实，肝阳躁动，以致身肢酸倦，偶有烦急。今议用益阴和肝化饮之法调理。

大生地三钱，全当归三钱，杭芍三钱，丹参三钱，泽兰叶三钱，川芎一钱，香附三钱，青皮二钱，溏瓜蒌二钱，橘红二钱，半夏二钱，枳壳二钱（炒）。

引用：萸连一钱（研）。

六十二诊：十二月初四日，佟文斌、赵文魁请得端康皇贵妃脉息，左关沉而略弦，右部尚滑，诸证均减，有时头晕肢倦。今议用益阴和肝清热之法调理。

大生地六钱，当归四钱，川芎二钱，杭芍三钱（生），沙苑子三钱，丹参三钱，黑山栀三钱，丹皮三钱，香附四钱（炙），瓜蒌三钱，橘红二钱，半夏二钱。

引用：萸连一钱（研），姜朴二钱。

六十三诊：十二月初五日，佟文斌、赵文魁请得端康皇贵妃脉息，左关略弦，右部沉滑仍带弦象，诸症渐愈，仍有时头晕肢倦，痰饮欠化。今议用清肝平胃化痰饮之法调理。

大生地二钱，炒山栀二钱，丹皮三钱，杭芍三钱（生），川芎一钱，甘菊花二钱，当归三钱，胆草一钱，炙香附三钱，姜朴二钱，瓜蒌三钱，橘红二钱。

引用：清半夏二钱，一捻金七分（包煎）。

六十四诊：十二月初六日，佟文斌、赵文魁请得端康皇贵妃脉息，左关略弦，右部滑缓，诸症渐愈，惟肝气欠调，浮热未清。今议用前方增损调理之。

炙香附四钱，青皮三钱，瓜蒌四钱，枳壳三钱，大生地四钱，杭芍四钱，全当归四钱，胆草三钱，橘红三钱，橘络三钱，黄连二钱（研），炒栀子四钱，半夏三钱。

引用：青风藤三钱。

绍琴按：端康皇贵妃是清代同治皇帝的一位贵妃。上述脉案是先父文魁公昔日在太医院任职时，为端康皇贵妃诊治疾病的病案记录。从某年五月初十日到次年十二月初六日，共一年有半，凡六十四诊。均由先父文魁公主治，间或有张仲元（前任院使），佟文斌（前任院判）及佟成海（佟文斌之子，医学馆毕业御医）参加。

皇贵妃的物质生活优厚，精神却很空虚，所以这位端康贵妃的病除了感冒小恙之外，多数的病证起于肝郁不舒，肺胃蕴热，食滞中阻，痰火作祟等原因。先父认为：凡此等病证不可徒赖药石，必当节饮食、戒恼怒、慎起居、多活动，再配以对症施药，庶可全功。然而面对养尊处优的贵妃，绝无医嘱敢言，她也更不会遵嘱照办，所以皇贵妃之病，只好是愈而复发，发而再医，终不能根除。

先父诊病，特别重视切脉与察舌，然在此六十四次诊治记录中，竟无一次舌象的叙述。这是因为在清宫诊病，是不得察舌的。也正是这个缘故，先父就更加重视对脉的研究，临症往往以诊脉论病，久而久之，终至指下分明，心中豁然。诸如此类，于案中比比皆是。

如九月初六日诊得"左关沉弦，右寸关滑而近数，按之略弦，气道尚滞，肝胃欠和，以致胸堵头闷，口渴身倦，今议用调气清热豁胸中之法调理"。弦主气滞，见于两关，即知肝胃不和，数则为热，故治以调气清热以豁胸中。

又如：十月十一日诊得"左关弦数，右关尚滑，按之仍有数意，风邪颇解，肝胃余热未清……"先父积数十年之经验，认为诊脉当沉取以求其本。此诊右关按之略有数意，便知余热未清。这正是沉取求本之法。

先父诊病，率以先诊脉，次论病，病机确定则立法随之，遣药则不拘成方，但求与法相合，临证每有效验。在太医院诸多高手中，自成风格。凡此六十四诊，其脉象、病机、证候、立法、方药，一以贯之，学者如能循此探究，必有获益。